臨床のための
小動物栄養学

Practical Small Animal Nutrition

日本獣医生命科学大学教授

新井敏郎 監修

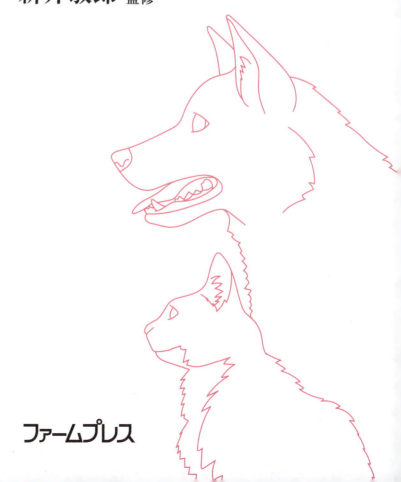

ファームプレス

推薦のことば

　日本は現在、人類史上でも初めてと言ってもいい超高齢化社会に入りつつあります。団塊世代の人たちがすべて75歳以上（後期高齢者）になる2025年には、5人に1人が75歳以上となり、これに伴い様々な問題が生じるであろうことから「2025年問題」と呼ばれ、社会的関心事になっています。獣医療の進展や生活環境の改善に伴い犬や猫の寿命も大きく伸び、人の後期高齢者に相当する15歳以上の動物も、ここ数年、目に見えて増えており、獣医療では2025年問題がすでに始まっている状況とも言えます。人医療ではこの2025年問題の対策の一つに生活習慣、特に食生活の改善をあげており、「栄養学」の正しい理解は人の健康を守るために必要不可欠のことと認識されておりますが、その重要性は獣医療でも同様です。

　本書は、栄養学の基礎研究者、海外のペットフード事情に詳しい獣医師、海外で臨床経験のある獣医師が、それぞれの研究データや欧米の研究の最新知見を基に執筆したわが国初の「獣医臨床栄養学」のテキストと言えます。大学で獣医学や動物看護学を学ぶ学生の教科書として、また獣医臨床の現場では栄養指導、治療のマニュアルとしての利用が期待できます。さらに「疾病と栄養」の章は動物のオーナーにとっても興味ある知見が多く含まれており、疾病予防の知識を得ることもできるような内容になっています。

　2016年11月に開催された世界獣医師会・世界医師会 "One Health" に関する国際会議で採択された福岡宣言の中に「医師と獣医師は "One Health" の概念の理解と実践を含む医学教育、獣医学教育の改善・整備を図る活動を支援する」という1節があります。栄養学は医学、獣医学で共通の言葉で知識の交換が可能な学問分野であり、動物の健康を守る基礎となる「獣医臨床栄養学」の学問体系化は、One Healthの概念の普及にも大きな役割を果たすと考えられ、本書の刊行はわが国の獣医療の国際化にも一役買うことが期待されます。

2017年2月

公益社団法人 東京都獣医会 会長　**村中志朗**

推薦のことば

　現在、日本における犬猫の飼育頭数は合計約2,000万頭であり、犬猫を代表とするペット達は家族の一員となっています。飼い主さんにとってはその栄養管理は健康管理の中心であるばかりでなく、動物達とのつながりを深めるツールであり愛情表現方法の一つとなっています。

　本書は六大栄養素、ライフステージに関わる基礎栄養学から各種疾病に対する栄養管理に関する情報がまとめられています。大切なパートナーとして生活をともにするペットの健康を、飼い主の方々が生涯にわたって守り、その健康寿命を可能なかぎり維持していくために、本書は貴重な情報を提供するものとなるでしょう。

　また、現在、動物病院において獣医師と車の両輪をなす存在として動物看護師の活躍が期待されており、多くの動物看護師が、成長期動物、成熟動物、老齢動物といった健康な動物達だけでなく、人の分野でいうところの管理栄養士のように、病気を持った動物達の栄養指導、食事指導に携わるようになっています。

　本書に含まれる内容はもちろん獣医師に必要な情報ですが、動物病院で実際に飼い主さんに対応し指導する動物看護師にとっても、栄養指導を行うための重要な情報源となると思います。

　この本の内容が多くの動物達の健康増進に寄与するとともに、人と動物達の関係がますます深まることを願っています。

2017年2月

日本獣医生命科学大学 獣医保健看護学科 教授
日本ペット栄養学会 会長　左向敏紀

はじめに

　人や動物において栄養と健康は切っても切り離せない関係にあります。栄養バランスの良い食生活を送ることは健康的な生活を営む上で非常に大切です。いっぽう疾病の多くは栄養の不良（過不足）が原因となることもよく知られています。医学領域では専門書、教科書、調査書など書店の棚にあふれるほどの栄養と健康に関する本があります。これに対し獣医学領域では犬や猫の「疾病と栄養」について正面から取り扱った本が意外に少ないことに気づきました。日本の16の獣医系大学で「栄養学」を冠する研究室は酪農学園大学と麻布大学の2校にあるのみで、さらに疾病と栄養との関連を主たるテーマとしている研究室は存在しない現状を反映しているかもしれません。欧米ではAnimal Nutritionはメジャーな研究分野で、その層も非常に厚く、彼我の差が非常に大きな学問分野となっています。本書は獣医学や動物看護学を学ぶ学生のための教科書的な体裁でまとめられていますが、臨床獣医師、動物看護師、ペットフード関連業者、飼い主など犬や猫の健康維持や疾病予防に関わるすべての人に役立つというかなり欲張った視点で書かせていただきました。

　執筆者は、栄養学の基礎として臨床生化学を主たる研究分野とする大学研究者（新井、森）、アメリカの大学で獣医学を学び、永く彼の地で小動物臨床に携わった臨床獣医師（岡田）、ペットフード会社で小動物栄養学の普及をリードしてきた獣医師（山本、藤井、坂根）です。このように、研究者、臨床獣医師、民間企業在籍もしくは経験者という異なるバックグラウンドを持つ執筆者が「小動物の栄養と疾病の関係を明らかにする」ことを目的に本書はまとめられています。栄養素、化合物、疾病の名称などは統一を図りましたが、それぞれの執筆者のオリジナルのアイデアをなるべく生かしたいと考え、文章構成はあえて統一を図っておりません。そのため若干の読みにくさを感じられるかもしれませんが、逆にそれが本書の特徴と考えています。この分野においても学問進展は非常に早く、次々と新しい知見が出てきます。それらをすべて網羅することはできないので重要なものはコラムとして取り上げています。また、各章末に練習問題、課題として項目をあげ、栄養学の理解に必要な知識をまとめるよう工夫しました。

　本書が犬や猫の健康、長寿に関心を持つ多くの方々に利用され、健康づくりや疾病予防の一助になれば幸いです。

　最後に自ら集められた知見を基に、快く執筆、協力いただいた先生方に心より御礼申し上げます。また、本書の刊行に際し、株式会社ファームプレスの多大な協力を得たことを記し、深謝いたします。

2017年2月

執筆者代表　新井敏郎

目　次

推薦のことば……………………………………(iii)

はじめに…………………………………………(v)

第1章　臨床栄養学の基礎

1 はじめに（栄養と栄養素）……………… 2
1 栄養素の種類 ……………………………… 2
2 栄養学とは ………………………………… 2

2 糖質（炭水化物）の栄養 ……………… 3
1 糖質の種類 ………………………………… 3
2 単糖類 ……………………………………… 4
3 少糖類 ……………………………………… 4
4 多糖類 ……………………………………… 5
5 糖質の栄養学的役割 ……………………… 6
●練習問題● ………………………………… 6

3 脂質の栄養 ………………………………… 8
1 脂質の種類 ………………………………… 8
2 中性脂肪 …………………………………… 8
3 コレステロール …………………………… 8
4 リン脂質 …………………………………… 8
5 脂肪酸 ……………………………………… 9
6 機能性脂質 ………………………………… 11
7 貯蔵エネルギーとしての作用 ……… 11
●練習問題● ………………………………… 12

4 タンパク質の栄養 ……………………… 13
1 タンパク質とアミノ酸 ……………… 13
2 必須（不可欠）アミノ酸 …………… 15
3 タンパク質の構造と種類 …………… 15
4 アミノ酸由来の生理活性物質 …… 15
5 タンパク質とアミノ酸の代謝 …… 15
●練習問題● ………………………………… 17

5 ビタミンの栄養……………………………… 18
1 ビタミンとは ……………………………… 18
2 脂溶性ビタミン …………………………… 18
3 水溶性ビタミン …………………………… 19
4 ビタミンの栄養学的機能 ……………… 19
●練習問題● ………………………………… 20

6 ミネラルの栄養…………………………… 21
1 動物体のミネラル………………………… 21
2 主要元素 …………………………………… 21
3 微量元素 …………………………………… 22
4 ミネラルの栄養学的機能 …………… 22
●練習問題● ………………………………… 22

7 水の代謝 …………………………………… 23
1 生体内の水 ………………………………… 23
2 水の機能 …………………………………… 23
3 水の出納 …………………………………… 24
●練習問題● ………………………………… 24

8 エネルギー代謝の概念 ……………… 25
1 エネルギーの定義とエネルギー代謝
……………………………………………… 25
2 エネルギー消費量………………………… 26
3 三大栄養素の代謝の相互関係
（糖質、脂質、アミノ酸）…………… 26
●練習問題● ………………………………… 28

第2章 ライフステージ栄養

1 ライフステージと栄養 ······ 30
1. 成長期 ······ 30
2. 成犬期・成猫期 ······ 31
3. 中高齢期 ······ 34
4. 妊娠期 ······ 35
5. 新生子期 ······ 36
6. 離乳期 ······ 37
●練習問題● ······ 38

2 猫の栄養特性 ······ 39
1. 猫の栄養要求の特性と代謝 ······ 39
2. エネルギー要求量 ······ 44

3 尿のpH ······ 44
●練習問題● ······ 45

3 エネルギー要求量 ······ 46
1. 体重に基づいたエネルギー消費・要求量測定法 ······ 46
2. エネルギー消費 ······ 47
3. 1日あたりエネルギー要求量 ······ 47
●練習問題● ······ 48

第3章 疾病と栄養

1 消化器疾患（口腔、胃、腸、肝臓、膵臓） ······ 50
1. 口腔 ······ 50
2. 嘔吐・下痢 ······ 51
3. 肝疾患 ······ 53
4. 膵炎 ······ 53
●練習問題● ······ 54

2 経腸栄養 ······ 55
1. 栄養不良の原因 ······ 55
2. 経腸栄養の利点 ······ 56
3. 適応 ······ 56
4. 経腸栄養給餌法 ······ 57
5. 経腸栄養食 ······ 59
●練習問題● ······ 61

3 循環器疾患 ······ 62
1. 心臓病 ······ 62
2. 高血圧 ······ 65
●練習問題● ······ 65

4 腎臓病 ······ 66
1. 腎臓病とは ······ 66
2. 腎臓病の治療 ······ 67
3. 慢性腎臓病（CKD） ······ 67
4. 急性腎障害（AKI） ······ 71
●練習問題● ······ 71

5 尿石症 ······ 72
1. ストルバイト結石 ······ 72
2. シュウ酸カルシウム結石 ······ 74
3. その他の結石 ······ 76
●練習問題● ······ 77

6 猫特発性膀胱炎（FIC） ······ 78
1. FICとは ······ 78
2. FICの治療 ······ 78
●練習問題● ······ 80

7 肥満 ······ 82
1. 減量のための栄養管理 ······ 82

2 食事管理の有効性 ……………… 85

●練習問題● ……………… 86

8 肥満関連の疾患 ……………… 87

1 糖尿病 ……………… 87

2 高脂血症 ……………… 89

●練習問題● ……………… 91

9 猫の甲状腺機能亢進症の食事管理 … 92

1 猫の甲状腺機能亢進症とは ……… 92

2 ヨウ素摂取の制限と甲状腺ホルモン

……………… 93

3 低ヨウ素食による甲状腺機能亢進症

管理の実際 ……………… 94

4 健康猫への給与 ……………… 94

●練習問題● ……………… 95

10 ω-3脂肪酸の消炎鎮痛機能 ……… 96

1 多価不飽和脂肪酸（PUFA） 96

2 PUFAの起源 ……………… 96

3 PUFAの代謝と機能 ……………… 98

4 PUFAの臨床への応用 ……… 100

5 PUFAの補充方法 ……………… 102

●練習問題● ……………… 102

11 がん性悪液質 ……………… 103

1 がん性悪液質とは ……………… 103

2 食事管理の有効性（留意すべき栄養素）

……………… 103

3 遅効性病態改善物質（サプリメント）

の有効性 ……………… 105

●練習問題● ……………… 106

12 犬の認知機能障害と栄養 ……… 107

1 脳の加齢性変化 ……………… 107

2 加齢に伴う行動異常の徴候 ……… 107

3 強化すべき栄養素 ……………… 108

4 栄養介入の有効性 ……………… 109

5 食事管理 ……………… 110

●練習問題● ……………… 110

13 大型犬の成長期整形外科疾患と栄養

……………… 111

1 犬の股関節形成不全（股異形成）

……………… 111

2 骨軟骨症（離断性骨軟骨炎） …… 112

3 栄養と骨格系疾患 ……………… 113

●練習問題● ……………… 116

14 骨関節炎と食事管理 ……………… 117

1 骨関節炎（OA） ……………… 118

2 OAの治療 ……………… 118

●練習問題● ……………… 122

15 皮膚と被毛の栄養 ……………… 124

1 皮膚と被毛の臨床的重要性 ……… 124

2 栄養に関係した皮膚疾患の危険因子

……………… 126

3 栄養に関係した皮膚疾患の臨床症状

……………… 126

4 重要な栄養因子 ……………… 126

●練習問題● ……………… 130

16 食物に対する有害反応 ……………… 131

1 食物有害反応の臨床症状 ……… 132

2 原因病理学 ……………… 132

3 食物に対する非免疫性反応 ……… 135

4 診断 ……………… 136

●練習問題● ……………… 138

第4章 ペットフード

1 犬猫用のフードの種類と療法食の位置付け ……… 140

1 ペットフードの種類 ……… 140

2 総合栄養食 ……… 141

3 療法食の位置付け ……… 142

● 練習問題 ● ……… 144

2 ペットフードのラベル表示とその解釈 ……… 145

1 パッケージは重要な情報源 ……… 145

2 ペットフード安全法および公正競争規約に基づく記載事項 ……… 146

3 市販のペットフードのパッケージ ……… 150

● 練習問題 ● ……… 152

練習問題の解答・解説 ……… 153

索引 ……… 157

監修者／執筆者一覧

【監修】

新井 敏郎　Toshiro Arai

日本獣医生命科学大学大学院獣医生命科学研究科長

獣医学部　教授

獣医師、獣医学博士

（第1章　共同執筆）

【執筆者】

岡田 ゆう紀　Yuki Okada

日本獣医生命科学大学獣医学部　助教

獣医師

（第2章1、3、第3章2〜4、6、7、8、11　担当）

坂根 弘　Hiroshi Sakane

ブルーバッファロー・ジャパン株式会社　学術部部長

東京大学、日本獣医生命科学大学、ヤマザキ学園などの非常勤講師

獣医師

（第2章2、第3章9、10、12〜16、第4章2　担当）

藤井 立哉　Tatsuya Fujii

ペットフード・テクノリサーチ　代表

一般社団法人 獣医療法食評価センター　専務理事

日本獣医生命科学大学　非常勤講師

獣医師

（第4章1　担当）

森 伸子　Nobuko Mori

東京大学大学院医学系研究科疾患生命工学センター分子病態医科学　助教

獣医師、獣医学博士

（第1章　共同執筆）

山本 敦　Atsushi Yamamoto

ロイヤルカナン　ジャポン

獣医師

（第3章1、5　担当）

（五十音順）

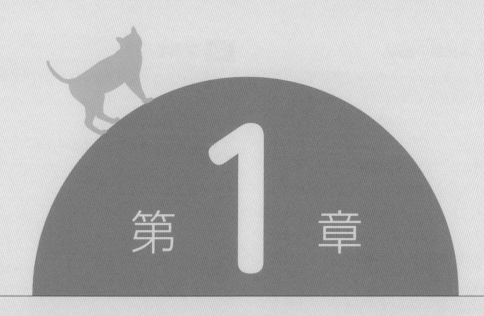

第1章

臨床栄養学の基礎

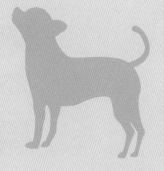

1 はじめに（栄養と栄養素）

1 栄養素の種類

栄養（nutrition）は、生命活動の営みを支えるために必要なものであり、その維持のために体外から取り入れている物質を栄養素（nutrient）という。

栄養素は、糖質（炭水化物）、脂質、タンパク質、ミネラル（無機質）、ビタミンに分けられ、これらを称して五大栄養素と呼んでいる（図1-1）。これらは動物体内ではエネルギー源や細胞・組織の構成成分、代謝調節因子として利用される。

なお、五大栄養素に水を加えて六大栄養素と呼ぶこともある。

2 栄養学とは

栄養学は、生命の維持および心身の健康を保つために、栄養状態や栄養素の必要量について研究する学問のことである。

栄養はその代謝とともに合わせて考えることが重要で、栄養のアンバランスは種々の代謝性疾病の発生につながる。

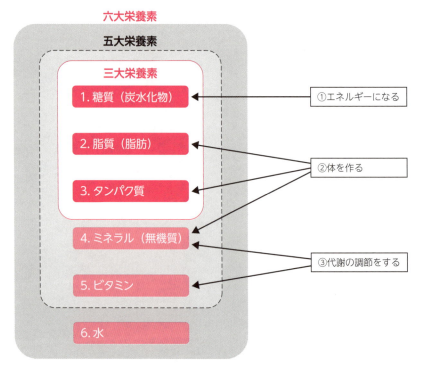

図1-1　栄養素とその働き

2 糖質（炭水化物）の栄養

要約・重要事項

糖質は、炭素、酸素、水素の三元素からなる化合物の総称である。

構成する糖の数により単糖類、少糖類、多糖類に分類される。単糖類は生体内でこれ以上分解されない最小単位の糖質で、炭素数によりトリオース（三炭糖）、ヘキソース（六炭糖）などに分類される。

多糖類は1種類の単糖が多数結合したホモ多糖、複数の単糖や誘導体からなるヘテロ多糖に分けられ、食物中にはホモ多糖の一つであるデンプンが最も多い。糖質は体内で最も利用しやすいエネルギー源である。

Keyword

□単糖　□多糖　□グルコース　□デンプン　□グリコーゲン　□ショ糖
□インスリン　□グルカゴン

1 糖質の種類

糖質（炭水化物）は、炭素（C）、酸素（O）、水素（H）の3つの元素からなる一般式$Cn(H_2O)m$で表される化合物の総称であったが、今日ではこの定義は改められ、ポリアルコールのアルデヒド、ケトン、酸、さらにポリアルコール自身、その誘導体などを含めて糖質あるいは炭水化物と総称している。

通常の食物中の糖質はデンプンが最も多く、次いでスクロース（ショ糖）、ラクトース（乳糖）、マルトース（麦芽糖）などが含まれる。

糖質は構成する糖の数により単糖類、少糖類、多糖類に分類される（表1-2-1）。

① 単糖類

加水分解では、それ以上分解することができない基本単位の糖。

② 少糖類

加水分解により、同じまたは異なった2～9分子の単糖を生じる。オリゴ糖ともいわれている。

③ 多糖類

加水分解により、10分子以上の単糖を生じる。

表1-2-1 主な単糖類、少糖類、多糖類

単糖類	ペントース（五炭糖）	D-リボース	D-アラビノース	D-キシロース	D-リブロース
	ヘキソース（六炭糖）	D-グルコース	D-マンノース	D-ガラクトース	D-フルクトース
少糖類	スクロース	マルトース	ラクトース	セロビオース	
多糖類	ホモ多糖	デンプン	グリコーゲン		
	ヘテロ多糖	ヘミセルロース	ペクチン	ガム	

第1章 臨床栄養学の基礎

3

2　糖質（炭水化物）の栄養

表1-2-2　生体内の重要な単糖の概要

単糖名	原　料	重要性
D-グルコース	果汁 デンプン、ショ糖、麦芽糖、乳糖の加水分解産物	血液によって運ばれる糖であり、組織において消費される主要な糖である。 糖尿病時の尿糖は、普通はグルコースである。
D-フルクトース	果汁、蜂蜜 ショ糖、イヌリンの加水分解産物	肝臓や腸でグルコースに変換され、生体内で消費される。
D-ガラクトース	ラクトースの加水分解産物	肝臓でグルコースに変換される。 母乳中のラクトースを作るために乳腺で合成される。 糖タンパク質の構成成分。
D-マンノース	植物マンナンやガムの加水分解産物	糖タンパク質の構成成分。

表1-2-3　少糖類の概要

少糖名	原　料
マルトース（麦芽糖）	大麦や穀類の芽。 デンプンのアミラーゼによる消化または加水分解産物。
ラクトース（乳糖）	生体内ではグルコースから生成。 ミルク、妊婦の羊水にも含まれる。
スクロース（ショ糖）	サトウキビ、てん菜の糖分。 パイナップル、にんじんにも含まれる。
トレハロース	カビ、酵母菌、昆虫体液中の主な糖。

2　単糖類（表1-2-2）

　単糖類は、動物体内でこれ以上分解されない最小単位の糖質を指し、構成される炭素数によりトリオース（三炭糖）、ペントース（五炭糖）、ヘキソース（六炭糖）などと分類される。

　それぞれの単糖には、異性体（アイソマー）があり、異性体は、アルデヒド基を持つアルドース、ケトン基を持つケトースがある。異性体とは、分子式は同じだが構造式が異なるもの、構成原子の数や種類は同じで、配列が異なるものである。異性体には、D型、L型があるが、アラビノース以外はD型が多い。

　D型、L型の違いは、中央の直鎖構造の第5位炭素につく位置が右ならD型、左ならL型となる。自然にある単糖のほとんどがD型である。代表的なアルドースは、グリセロール（三炭糖）、リボース（五炭糖）、グルコース（六炭糖）、ケトースは、ジヒドロキシアセトン（三炭糖）、リブロース（五炭糖）、フルクトース（六炭糖）である。

3　少糖類（表1-2-3）

　少糖は、単糖が複数個結合したものである。

　例えば、単糖が2個グリコシド結合したものは二糖類、3個結合したものは三糖類と呼ばれ、以前は五糖類くらいまでを少糖類と呼んでいた。昨今は10数個結合した糖までも少糖類に含められ、多糖類との境界が不明瞭になっている。

　一般的に、少糖類は「オリゴ糖」と呼ばれ、プレバイオティクスとして乳酸菌・ビフィズス菌などの腸内細菌の増殖を促し、腸内環境を整えることから健康に役立つ糖としても注目され

ている。マルトース、ラクトース、スクロース、セロビオースなどが代表的な二糖類である。三糖類には植物に多く含有されているラフィノース、四糖類にはマメ科の植物に多いスタキオースがある。

4 多糖類

多糖類は、1種類の単糖が多数結合したホモ多糖類と複数種類の単糖または誘導体からなるヘテロ多糖類に分けられる。

(1) ホモ多糖類

a．デンプン

アミロースとアミロペクチンに分類される。

アミロースは、多数のα-D-グルコースが直鎖状に$\alpha1\to4$結合したものである。

アミロペクチンは、直鎖状につながったアミロースが$\alpha1\to6$結合して、枝分かれし、クラスター構造を形成している。

結合の違いにより、アミロースとアミロペクチンは異なる食感を示すといわれている。アミロースは粘りが少なく、クラスター状のアミロペクチンは粘りが強い。

デンプン中の両者の割合は植物によって異なり、もち米のデンプンは、ほぼ100％アミロペクチンであるが、一般的な植物のデンプンはアミロペクチンが70〜80％程度で、アミロースが20〜30％程度であることが多い。アミロペクチンはクラスター構造のため消化されにくい。

b．グリコーゲン

動物デンプンとも呼ばれる。多数のグルコースがグリコシド結合によって重合したホモ多糖類で、100％アミロペクチンである。

植物デンプンよりも、はるかに分岐が多い。グリコーゲンは、主に肝臓と骨格筋で合成される。体内の余剰グルコースを一時的に貯蔵しておく。脂肪よりも早くエネルギー源として利用できる。

c．セルロース

植物の構造における主要な構成成分である。水素結合によって強固な構造を取っている。不溶性である。

多くの哺乳動物はβ結合を切断する分解酵素を持たないため、セルロースの分解ができない。こうした特性から、食事のかさを増す場合に用いられる。反芻動物では、腸内にβ結合を分解する微生物を持っているので、セルロースを分解し、エネルギー源として活用できる。

(2) ヘテロ多糖類

動物性の多糖も存在する。

ヒアルロン酸、コンドロイチン硫酸、キチン、グリコサミノグリカン（ムコ多糖）などが代表的である。

a．キチン

無脊椎動物の骨格を作る多糖類で、甲殻類の殻、昆虫の外殻などにみられる。

N-アセチルグルコサミンが、βグルコシド結合されている。

b．グリコサミノグリカン

アミノ糖とウロン酸を含有する複合糖質の鎖からなる。これがタンパク質と結合し、プロテオグリカン（糖タンパク質複合体）となる。

骨、エラスチン、コラーゲンのような構造因子と結合している。

c．ヘミセルロース

植物の細胞壁に存在する。

セルロースと結合し不溶性である。ヘミセルロースは、細菌やカビだけが分解可能である。

2　糖質（炭水化物）の栄養

d．ペクチン

　植物細胞壁成分の一つである。果物の皮や野菜に多く含まれており、水溶性なので、増粘剤として加工食品に使われている。

5　糖質の栄養学的役割

　食品中の主な糖質であるデンプン、砂糖の主成分であるスクロース（ショ糖）、牛乳に含まれるラクトース（乳糖）などの消化しやすい糖質は動物体内で、それぞれ1gあたり4kcalのエネルギーを産生する。動物体内ではグルコースは血糖として存在し、各組織のエネルギー源となる。

　特に脳、神経細胞、赤血球はグルコースを主要なエネルギー源として利用しており、脂質やタンパク質では補うことができない。

　血糖値が低下しすぎると脳へのエネルギー供給が途絶え、昏睡など低血糖状態に陥る。糖質の摂取量が少ない猫など肉食動物はアミノ酸、グリセロールからのグルコースを生合成（糖新生）して血糖値を維持している。

　生命活動に不可欠なエネルギー源として血糖値はインスリン、グルカゴンなどのホルモンによって、ほぼ一定に調節されている。

練習問題

問題1　次のうち、少糖類はどれか。

① スクロース

② グルコース

③ フルクトース

④ ガラクトース

⑤ マンノース

問題2　次のうち、ホモ多糖はどれか。

① キチン

② グリコサミノグリカン

③ ヘミセルロース

④ デンプン

⑤ ペクチン

（解答はP.153参照）

6

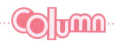

食物繊維とは

犬、猫などの草食ではない哺乳類の消化酵素で、消化できない多糖類を食物繊維と呼ぶ。食物繊維には可溶性（水溶性）繊維（易発酵性繊維）と不溶性繊維（難発酵性繊維）に分類できる。

もちろん、その中間型の特性を持った繊維も存在する。不溶性繊維の代表はセルロースであり、可溶性繊維の代表はガム類（カラギーナン、キサンタンガム）、ペクチンなどである（図1-2）。

これらは犬猫の消化管酵素では分解吸収できないが、結腸において消化管正常細菌叢によって利用され、短鎖脂肪酸を産生する材料となる。その結果、腸の粘膜上皮細胞を栄養し、善玉菌を養うことで、悪玉菌を減少させ、腸の健全性を維持することに役立つ。易発酵性繊維を少糖類と合わせて、プレバイオティクスと呼ぶ場合がある。

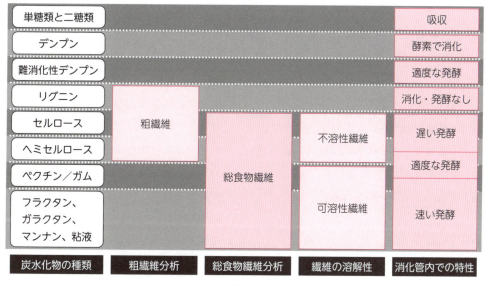

図1-2　炭水化物と繊維の分類

3 脂質の栄養

要約・重要事項

脂質は水に溶けず有機溶媒に溶ける物質の総称で、中性脂肪、コレステロール、リン脂質、遊離脂肪酸などに分類される。

中性脂肪は貯蔵エネルギー、コレステロールはステロイドホルモンの原料、リン脂質は生体膜や神経組織の構成成分として重要な役割を持つ。脂質の誘導物質の多くは生理活性物質（プロスタグランジン、ロイコトリエン、トロンボキサンなど）として重要な機能を持つ。

Keyword

□中性脂肪　　□コレステロール　　□リン脂質　　□遊離脂肪酸　　□飽和脂肪酸
□不飽和脂肪酸　　□機能性脂質　　□ステロイドホルモン

1 脂質の種類 （表1-3-1）

脂質は生体成分のうち水に溶けず、クロロホルム、エーテルなどの有機溶媒に溶ける物質の総称で、中性脂肪、コレステロール、リン脂質、糖脂質、遊離脂肪酸に分類される。

2 中性脂肪

中性脂肪はグリセロール（グリセリン）に脂肪酸がエステル結合したもので、一般に「脂肪」と呼ばれるものである。

結合する脂肪酸の数により、モノ（1）、ジ（2）、トリ（3）-アシルグリセロールと呼ばれる。トリアシルグリセロールは食品中の脂質の大部分を占め、また体脂肪を構成する脂質の大部分もトリアシルグリセロールである。貯蔵エネルギーとして重要な役割を持つ。

3 コレステロール

生体内に広く分布し、ステロイド骨格を持ち、肝臓で生合成される物質である。

コレステロールは生体膜の構成成分、ステロイドホルモン（性ホルモンなど）の原料、栄養素の消化吸収に関与する胆汁酸の原料として重要な働きを持つ。

脂肪酸がついているエステル型、ついていない遊離型に分類される（図1-3）。

4 リン脂質

リン脂質は、リン酸を含む複合脂質で、グリセロリン脂質とスフィンゴリン脂質に分けられる。生体内では生体膜や神経組織の構成成分となる。

脂質は本来、疎水性であるが、リン脂質はリン酸や塩基を含むため親水性であるのが特徴で、グリセロリン脂質として、ホスファチジルコリン（レシチンとも呼ばれる）、ホスファチジルエタノールアミン、スフィンゴリン脂質としてスフィンゴミエリンなどがある。

表1-3-1 脂質の種類

種類		名称	構成成分	存在場所	機能・特徴
中性脂肪		トリアシルグリセロール ジアシルグリセロール モノアシルグリセロール	グリセロール、脂肪酸3分子 グリセロール、脂肪酸2分子 グリセロール、脂肪酸1分子	脂肪組織、血漿	・体脂肪構成成分 ・エネルギー源
コレステロール		遊離型コレステロール エステル型コレステロール	コレステロール コレステロール、脂肪酸1分子	血漿、脳神経組織、生体膜	・生体膜の構成成分
リン脂質	グリセロリン脂質	ホスファチジルコリン（レシチン） ホスファチジルエタノールアミン ホスファチジルセリン ホスファチジルイノシトール	グリセロール、脂肪酸2分子、リン酸、塩基（コリン） グリセロール、脂肪酸2分子、リン酸、塩基（エタノールアミン） グリセロール、脂肪酸2分子、リン酸、塩基（セリン） グリセロール、脂肪酸2分子、リン酸、塩基（イノシトール）	血漿、脳神経組織、生体膜	・生体膜の二重層の構成成分 ・膜の内外を隔て、物質の輸送に関与
	スフィンゴリン脂質	スフィンゴミエリン	スフィンゴシン、脂肪酸、リン酸、塩基（コリン）	脳神経組織	・脳神経組織のミエリン鞘の構成 ・神経伝達に関与
糖脂質		セレブロシド、スルファチド	スフィンゴシン、脂肪酸、ガラクトース	脳神経組織	・脳神経組織のミエリン鞘の構成 ・神経伝達に関与
遊離脂肪酸		―	―	血漿	・脂肪組織からホルモン感受性リパーゼの作用により遊離 ・エネルギー源

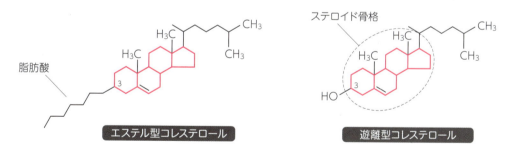

図1-3 コレステロールの構造

5 脂肪酸 （表1-3-2）

　脂肪酸は、カルボキシル基（-COOH）を一つ持つ炭素原子が鎖状に連結したカルボン酸の総称で、エネルギー源として重要で中性脂肪、コレステロール、リン脂質の構成成分であるとともに血漿中には遊離型としても見出される（遊離脂肪酸）。

　脂肪酸は二重結合（-CH＝CH-）を含まない飽和脂肪酸と二重結合を含む不飽和脂肪酸に大別される。炭素数により炭素数が6以下の短鎖

3　脂質の栄養

表1-3-2　脂肪酸の種類

分　類		脂肪酸名称	炭素数	二重結合数	融点(℃)	多く含む食品など
飽和脂肪酸		酪酸	4	なし	-7.9	乳製品、バター
		カプロン酸（ヘキサン酸）	6		-3.4	ココナッツ油、バター
		カプリル酸（オクタン酸）	8		16.5	ココナッツ油、バター
		カプリン酸（デカン酸）	10		31.4	乳製品、バター
		ラウリン酸（ドデカン酸）	12		43.5	パーム油
		ミリスチン酸（テトラデカン酸）	14		53.8	パーム油、ヤシ油
		パルミチン酸（ヘキサデカン酸）	16		63.1	肉、魚
		ステアリン酸（オクタデカン酸）	18		69.6	肉、魚
		アラキジン酸（エイコサン酸）	20		76.5	落花生油、綿実油
		ベヘン酸（ドコサン酸）	22		81.5	ナタネ油、落花生油
		リグノセリン酸（テトラコサン酸）	24		84.2	落花生油
不飽和脂肪酸	1価	ミリストレイン酸	14		-4.5	牛肉
		パルミトレイン酸	16		-0.5	肉、魚
		オレイン酸	18	1	14	肉、魚、植物油
		エルカ酸（ドコセン酸）	22			植物油
	多価 ω-6系※	リノール酸	18	2	-9	植物油
		γ-リノレン酸	18	3	-11	母乳、月見草
		アラキドン酸	20	4	-50	卵、肉、魚
	ω-3系	α-リノレン酸	18	3	-11	植物油
		エイコサペンタエン酸	20	5	-54	魚
		ドコサヘキサエン酸	22	6	-44.5	魚

※　ω（オメガ）はnと記載される場合もある。

脂肪酸、炭素数が8〜10の中鎖脂肪酸、炭素数が12以上の長鎖脂肪酸に分けられる。

(1) 不飽和脂肪酸の分類

a．二重結合の数による分類

　二重結合を1個だけ含むものを一価不飽和脂肪酸といい、この90％を占めるのがオレイン酸である。ヒトは不飽和脂肪酸を体内で合成することができ、オレイン酸は飽和脂肪酸のステアリン酸から生成される。

b．二重結合の位置による分類

　二重結合を2個以上含むものを多価不飽和脂肪酸（PUFA）という。

リノール酸、α-リノレン酸が代表的なもので、植物油に多く含まれる。

　さらに多価不飽和脂肪酸は化学構造の違いにより、ω-3、ω-6、ω-9に分類される（P.96参照）。

c．二重結合の型による分類

　天然に存在する不飽和脂肪酸の二重結合部分は、シス型と呼ばれる構造をしているが、食用油を高熱で処理したり、水素を加えて硬化させる際にシス型の一部がトランス型二重結合に変化する。このトランス型脂肪酸を含む不飽和脂肪酸をトランス脂肪酸と呼ぶ。マーガリンやショートニングなど加工脂に多く含まれる。

6 機能性脂質

脂質は生体にとって主要なエネルギー源であるが、誘導脂質の多くは重要な生理活性物質として機能する。

(1) エイコサノイド

エイコサノイドは、C20脂肪酸（エイコサン酸）から生成される物質で、プロスタグランジン（PG）、ロイコトリエン（LT）、トロンボキサン（TX）に分けられる。

PGは血管、消化管、子宮、卵巣などで生成され、合成部位周辺でホルモン様作用を示す。LTは白血球をはじめ多くの組織で生成され、白血球の活性化、気管支収縮作用、血管透過性亢進などの作用を示す。TXは動物組織で生成される生理活性物質で、血小板凝集、動脈収縮、気管支収縮という強力な生理活性を持つ。血栓症、狭心症、気管支ぜんそくなどの病因の一つと考えられる。

(2) ステロイドホルモン

ステロイドホルモンは、精巣、卵胞、黄体などでコレステロールから合成される。

男性ホルモン（アンドロゲン）、女性ホルモン（エストロゲン）、糖質代謝を調節する糖質コルチコイド、ミネラル代謝を調節する鉱質コルチコイドなどがある。

(3) プロビタミン

プロビタミンには、ビタミンA前駆体であるカロテンとビタミンD前駆体であるプロビタミンDがある。

7 貯蔵エネルギーとしての作用

脂肪組織におけるトリアシルグリセロール合成は血糖からのグルコースと超低密度リポタンパク質（VLDL）からの脂肪酸の供給により進行する。

糖質の過剰摂取により血糖値が上昇、インスリン分泌が亢進し、細胞内へのグルコース取り込みが増える。肝臓では余剰のグルコースからトリアシルグリセロールが大量に合成され、VLDLとして血中に放出される。

VLDL中のトリアシルグリセロールは、リポタンパク質リパーゼにより脂肪酸とグリセリンに分解され、脂肪酸は脂肪細胞に取り込まれ、活性化されてアシルCoAとなり、グリセロール-3-リン酸とエステル結合してトリアシルグリセロールを合成する。

体脂肪は脂肪組織に貯蔵される。脂肪組織を構成する脂肪細胞には褐色脂肪細胞と白色脂肪細胞の2種類がある。褐色脂肪細胞は、多数のミトコンドリアを持ち、活発な熱産生を行い、白色脂肪細胞は、体脂肪をエネルギー源として蓄える働きをしている。

脂肪酸は、脳神経細胞、赤血球以外の細胞でβ-酸化を受けエネルギー源となる。脂肪酸が完全に酸化されたときのエネルギー価は9kcal/gで、糖質、タンパク質（4kcal/g）に比べて高い。細胞内に取り込まれた脂肪酸はATPの加水分解によるエネルギーを使って補酵素A（CoA）と結合してアシルCoA（活性化脂肪酸）となり、β-酸化により代謝される。β-酸化は脂肪酸のβ位でアセチルCoAとして炭素を2個ずつ切り離す反応をいう。

アセチルCoAはオキサロ酢酸と縮合してクエン酸を生成し、クエン酸回路、およびこれに共役する電子伝達系（呼吸鎖）により、二酸化炭素と水に完全燃焼されると同時に多くのATPを産生する。

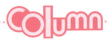

トランス脂肪酸による健康被害

　トランス脂肪酸を多く含む油脂は、酸化や加熱に対して比較的安定で、風味がよく、取り扱いもしやすいことから、加工食品やファストフードを中心とした外食産業で広く使用されてきた。しかし、トランス脂肪酸の過剰摂取により、血液中のLDL-コレステロールが増加し、HDL-コレステロールが減少することになり、肥満や虚血性心疾患のリスクが高まることが明らかとなり、米国ではトランス脂肪酸を含む油脂の使用の規制が決定された。

練習問題

問題3 次のうち、不飽和脂肪酸はどれか。
① ミリスチン酸
② パルミチン酸
③ ステアリン酸
④ アラキドン酸
⑤ ラウリン酸

問題4 次の脂質のうち、脳神経細胞に分布する割合が高いのはどれか。
① セレブロシド
② 遊離脂肪酸
③ トリアシルグリセロール
④ コレステロール
⑤ ジアシルグリセロール

（解答はP.153参照）

4 タンパク質の栄養

> **要約・重要事項**
>
> タンパク質は20種類のアミノ酸がペプチド結合により鎖状につながる構造を持つ高分子化合物である。生体中のタンパク質は伸びたひものような状態ではなく特定の立体構造を示し、骨や筋肉の構成成分、生体反応の調節（酵素）、物質輸送（ヘモグロビン、トランスフェリン）、筋収縮、生体防御（免疫グロブリン）など多くの重要な生理機能を有する。また、トリプトファンや芳香族アミノ酸の構造の一部が変化すると重要な生理機能を持つ生理活性物質となる。

Keyword

□ ペプチド結合　□ 必須アミノ酸　□ 高次構造　□ 酵素　□ 輸送タンパク質
□ 防御タンパク質　□ アドレナリン　□ セロトニン　□ ヒスタミン　□ 尿素回路

1 タンパク質とアミノ酸

　タンパク質は、20種類のアミノ酸から合成され、多くのアミノ酸が鎖状につながる構造を持ち、このつながりをペプチド結合と呼ぶ（図1-4-1）。ペプチド結合によってできている化合物をペプチドといい、タンパク質は多数のアミノ酸がペプチド結合によって連なったポリペプチドである。

(1) アミノ酸とは

　アミノ酸は、炭素（C）を中心にアミノ基（$-NH_2$）、カルボキシル基（$-COOH$）、水素（H）を持つ。これらはアミノ酸に共通する構造で、アミノ酸の種類は側鎖と呼ばれる枝分かれ部分（R）によって決まる。カルボキシル基が結合した炭素をα炭素といい、α炭素にアミノ基が結合しているアミノ酸をα-アミノ酸と呼ぶ。

(2) アミノ酸の種類

　自然界には、数百種類のアミノ酸が存在するが、タンパク質の合成には、表1-4-1の20種類のα-アミノ酸が利用される。

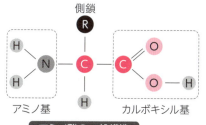

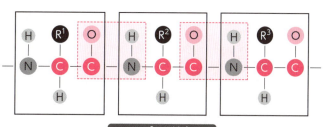

R^1、R^2、R^3：アミノ酸側鎖　　:ペプチド結合　　:アミノ酸残基

図1-4-1　アミノ酸の一般構造とペプチド結合

4　タンパク質の栄養

表1-4-1　タンパク質を構成するアミノ酸

分類		名称	略号		基
			3文字	1文字	
酸性	脂肪族	アスパラギン酸	Asp	D	$HOOC-CH_2-CH-COOH$ の下に NH_2
		グルタミン酸	Glu	E	$HOOC-CH_2-CH_2-CH-COOH$ の下に NH_2
中性	脂肪族	グリシン	Gly	G	$H-CH-COOH$ の下に NH_2
		アラニン	Ala	A	$CH_3-CH-COOH$ の下に NH_2
		アスパラギン	Asn	N	$H_2N-CO-CH_2-CH-COOH$ の下に NH_2
		グルタミン	Gln	Q	$H_2N-CO-CH_2-CH_2-CH-COOH$ の下に NH_2
	分岐鎖	バリン	Val	V	$H_3C-CH-CH-COOH$, CH_3 と NH_2
		ロイシン	Leu	L	$H_3C-CH-CH_2-CH-COOH$, CH_3 と NH_2
		イソロイシン	Ile	I	$H_3C-CH_2-CH-CH-COOH$, CH_3 と NH_2
	オキシ（水酸基）	セリン	Ser	S	$CH_2-CH-COOH$, OH と NH_2
		スレオニン	Thr	T	$H_3C-CH-CH-COOH$, OH と NH_2
	含硫	システイン	Cys	C	$CH_2-CH-COOH$, SH と NH_2
		メチオニン	Met	M	$H_3C-S-CH_2-CH_2-CH-COOH$ の下に NH_2
	芳香族	フェニルアラニン	Phe	F	○$-CH_2-CH-COOH$ の下に NH_2
		チロシン	Tyr	Y	$HO-$○$-CH_2-CH-COOH$ の下に NH_2
	複素環	トリプトファン	Trp	W	インドール環$-CH_2-CH-COOH$ の下に NH_2
		プロリン	Pro	P	H_2C 環 $CH_2-CH-COOH$, CH_2-NH
塩基性	脂肪族	リジン	Lys	K	$CH_2-CH_2-CH_2-CH_2-CH-COOH$, NH_2 と NH_2
		アルギニン	Arg	R	$HN-CH_2-CH_2-CH_2-CH-COOH$, $H_2N-C=NH$ と NH_2
	複素環	ヒスチジン	His	H	環$-CH_2-CH-COOH$, N　NH と NH_2

※　色文字は必須（不可欠）アミノ酸。アルギニンは犬猫では必須アミノ酸となる。

川端輝江監修. 2012. オールカラー　しっかり学べる！栄養学, p.81, ナツメ社より許可を得て転載。

2　必須（不可欠）アミノ酸

　タンパク質は20種類のアミノ酸からなるが、このうち動物体内では合成できず、食物から摂取しなければならないアミノ酸のことを、必須（不可欠）アミノ酸という。必須アミノ酸は、バリン、ロイシン、イソロイシン、スレオニン、メチオニン、フェニルアラニン、トリプトファン、リジン、アルギニン、ヒスチジンの10種類とされる。

　アルギニンは成長期には体内での合成が十分でなく不足しやすい。また、猫はタウリンを合成する酵素を持っていないため、タウリンも必須アミノ酸に加えられる。

3　タンパク質の構造と種類

(1) タンパク質の構造

　タンパク質は、20種類のアミノ酸が直鎖状につながったポリペプチドで、このアミノ酸の配列順序はそれぞれのタンパク質に対するDNAの情報に従っている。

　DNAの情報に従いアミノ酸がつながった配列を一次構造と呼ぶ。実際のタンパク質は伸びたひものような状態ではなく、特定の立体構造（高次構造）を持つ。

　ポリペプチド鎖の中にみられる立体構造を二次構造といい、プリーツシート状のβシート構造と、らせん状のαヘリックス構造がある。二次構造を持つポリペプチド鎖が複雑に折りたたまれた構造を三次構造、さらに三次構造を持つ複数のポリペプチド鎖がより合わさったものを四次構造という（図1-4-2）。

(2) タンパク質の種類

　タンパク質は、アミノ酸だけから構成される単純タンパク質と、糖・リン酸・脂質などアミノ酸以外の成分を含む複合タンパク質に分けられる。さらに、それぞれのタンパク質の機能に

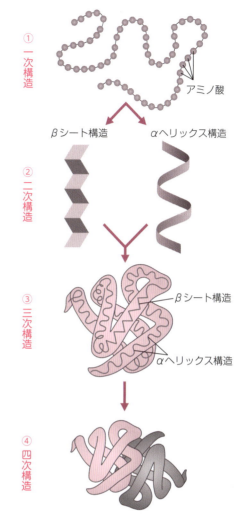

図1-4-2　タンパク質の構造

より表1-4-2のように分類される。

4　アミノ酸由来の生理活性物質

　アミノ酸の構造の一部が変化すると重要な生理機能を持つ物質になる（表1-4-3）。

　最も生理活性物質を生じやすいのは、特殊な炭素骨格を持つトリプトファンと芳香族アミノ酸である。

5　タンパク質とアミノ酸の代謝

　タンパク質は、胃液の塩酸（胃酸）に触れると水素結合が破壊され、三次構造が壊れて変性

4 タンパク質の栄養

表1-4-2 機能によるタンパク質の分類

分類	主なタンパク質
構造タンパク質	コラーゲン、ケラチン、フィヴロイン、ヒストン
機能タンパク質（生体化学反応を触媒）	酵素、シトクロム、膜輸送体
貯蔵タンパク質（各組織に蓄積する）	オリゼニン、グルテン、カゼイン、卵白アルブミン、フェリチン、ヘモジデリン
輸送タンパク質	ヘモグロビン、ミオグロビン、血清アルブミン、セルロプラスミン、トランスフェリン
収縮タンパク質	アクチン、ミオシン、チューブリン
防御タンパク質	免疫グロブリン、フィブリノーゲン、トロンビン
調節タンパク質	生理活性ペプチド、ペプチド性ホルモン（インスリンなど）、受容体、チャネルタンパク質、カルモジュリン
毒素タンパク質	ボツリヌス毒素、ジフテリア毒素、エンテロトキシン、ヘビ毒

表1-4-3 アミノ酸から生じる生理活性物質

アミノ酸	生理活性物質	生理作用
チロシン	ドーパミン	神経伝達物質
	ノルアドレナリン	神経伝達物質：心拍出量減少、血圧上昇
	アドレナリン	副腎髄質ホルモン：心拍出量増加、血糖上昇
	チロキシン	甲状腺ホルモン：グルコース吸収促進、糖新生亢進
	チラミン	脳における神経伝達作用調節
トリプトファン	セロトニン	神経伝達物質：腸管運動促進、毛細血管収縮
	メラトニン	松果体ホルモン：サーカディアンリズム調節
	ナイアシン	ビタミンB群の一種
リジン	カダベリン	核酸合成促進
	カルニチン	脂肪酸酸化促進
ヒスチジン	ヒスタミン	毛細血管拡張、平滑筋収縮
グルタミン酸	γ-アミノ酪酸（GABA）	抑制性神経伝達物質
セリン	コリン	ビタミンB群の一種

する。ポリペプチド鎖がほどかれ、タンパク質分解酵素（プロテアーゼ）が作用して様々な大きさのペプチド断片に変わる。

　胃での消化により生じたポリペプチドは小腸において膵液として分泌されたトリプシン、キモトリプシン、エラスターゼなどの消化酵素の働きにより、さらに小さなペプチド（1〜3個のアミノ酸の断片）となり小腸から吸収される。吸収された各種アミノ酸の輸送・代謝は、主に小腸、肝臓、骨格筋、腎臓で行われる。

　小腸はグルタミンとグルタミン酸を最も多く代謝する。これらはアミノ基転移反応などによ

りアラニンに変換され、同時にエネルギー源として利用される。小腸で吸収されたアミノ酸は門脈経由で肝臓に運ばれる。

　肝臓はアミノ酸代謝の主要臓器であり、分岐鎖アミノ酸以外のほとんどのアミノ酸を代謝する。アミノ酸代謝の結果生じた強い毒性を持つアンモニアは尿素に変換、無毒化され腎臓に移行し濾過後、尿中に排泄される。

　分岐鎖アミノ酸を代謝する主要な臓器は骨格筋で、3種類の分岐鎖アミノ酸（バリン、ロイシン、イソロイシン）を代謝すると考えられている。

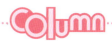

尿素の生成（尿素回路）の重要性

　アミノ酸の代謝が進むとアミノ基からアンモニアが生じる。アンモニアは毒性が強いので肝臓で尿素に変換され、無毒な形で腎臓へ送られ尿中へ排泄される。尿素を生成する肝臓に特異的な反応を尿素回路（オルニチン回路）という。尿素は1分子のアンモニア、二酸化炭素、アスパラギン酸のアミノ窒素から合成され、ATPが3分子消費される。

　尿素回路は5つの酵素、5つの中間体（シトルリン、アスパラギン酸、アルギニノコハク酸、アルギニン、オルニチン）から構成されている。これらの中間体はクエン酸回路の中間体としても利用されるので、尿素回路の活性はクエン酸回路、解糖系などにより相互に調節されている。

【参考文献】
川端輝江監修.2012.オールカラー しっかり学べる！栄養学.ナツメ社

練習問題

問題5 次のうち、必須アミノ酸でないのはどれか。
① バリン
② アラニン
③ メチオニン
④ トリプトファン
⑤ ヒスチジン

問題6 次の生理活性物質のうち、チロシンから産生されるのはどれか。
① セロトニン
② メラトニン
③ カルニチン
④ コリン
⑤ アドレナリン

（解答はP.153参照）

5 ビタミンの栄養

要約・重要事項

　ビタミンは体内の生理機能物質として代謝を円滑に進めるために必要な微量栄養素である。脂溶性ビタミン（A、D、E、K）と水溶性ビタミン（B群、C）に大別される。

　脂溶性ビタミンは、肝臓に蓄積されやすく、欠乏症にはなりにくいが、過剰症を起こしやすい。水溶性ビタミンのうちB群の多くは体内で補酵素として酵素の働きを助け栄養素の代謝に関与する。水溶性ビタミンは必要量を毎日摂取しないと欠乏症に陥る心配がある。

Keyword

□水溶性ビタミン　　□脂溶性ビタミン　　□欠乏症　　□補酵素

1 ビタミンとは

　ビタミンは、体内の生理機能物質として代謝を円滑に進めるために必要な微量栄養素で、生命活動に不可欠な有機化合物と定義される。

　一般にビタミンは体内では産生されず食物から摂取しなければならないが、ビタミンDはコレステロールから生合成できる。ビタミンは、その性質から脂溶性ビタミンと水溶性ビタミンに分類される。

2 脂溶性ビタミン

　脂溶性ビタミンには、ビタミンA、D、E、Kの4種類がある（表1-5-1）。

　脂質に溶けやすく、肝臓に蓄積されやすい性質を持つため、欠乏症にはなりにくいが、過剰症を起こしやすい。熱に対して安定的である。酸やアルカリに対しても安定的なものが多い。

表1-5-1　脂溶性ビタミンの特徴

ビタミン名	化合物名	生理作用	多く含む食品	欠乏症
ビタミンA	レチノール	ロドプシンの成分として視覚作用に必須、上皮組織の維持、細胞増殖・分裂の制御	緑黄色野菜、ウナギ、バター、卵黄、レバーなど	視力障害、夜盲症、発育障害、不全角化症
ビタミンD	カルシフェロール	カルシウムとリンの吸収・代謝に関与・骨の石灰化と成長促進	魚類、肝油、干しシイタケなど	骨軟化症（くる病）
ビタミンE	トコフェロール	抗酸化作用により細胞膜を保護する。赤血球膜を溶血から守る	植物油、豆類、小麦胚芽、魚類など	筋肉量の低下、滲出性素質、脳軟化症、黄色脂肪症
ビタミンK	フィロキノン、メナキノン	プロトロンビンのカルボキシル化に関与	緑色野菜、納豆、穀物胚芽など	血液の凝固不全

表1-5-2　水溶性ビタミンの特徴

ビタミン名	化合物名	生理作用	多く含む食品	欠乏症
ビタミンB$_1$	チアミン	補酵素TTP（チアミンピロリン酸）としてα-ケトグルタル酸代謝に関与	豚肉、米ぬか、大豆など	脚気、神経炎食欲減退
ビタミンB$_2$	リボフラビン	補酵素FMN、FADとして細胞内の酸化還元反応に関与	レバー、乳製品など	口内炎口唇炎
ビタミンB$_6$	ピリドキシンピリドキサールピリドキサミン	補酵素PLPとしてアミノ基転移反応やアミン生成に関与	酵母、肉類、卵、イワシ、大豆	ラット皮膚炎シュウ酸カルシウム尿石
ビタミンB$_{12}$	コバラミン	補酵素として炭素1個の転移や還元反応に関与	肉類、乳製品、牡蠣など	貧血
ナイアシン	ニコチン酸ニコチンアミド	補酵素NAD、NADPとして酸化還元反応に関与	肉類、魚類、卵、豆類など	ペラグラ（皮膚炎など）
パントテン酸	パントテン酸	補酵素CoAとしてアセチル基やアシル基の転移に関与	肉類、卵、豆類、魚介類など	ニワトリ皮膚炎
葉酸	プテロイルグルタミン酸	補酵素テトラヒドロ葉酸として炭素1個の転移、拡散やアミノ酸代謝に関与	肉類、卵、豆類、緑黄色野菜など	貧血
ビオチン	ビオチン	補酵素として炭酸固定反応（カルボキシラーゼ）に関与	肝臓、豆類、卵、乳製品、野菜類など	ラット皮膚炎、脱毛
ビタミンC	アスコルビン酸	酸化還元反応を介してコラーゲンを合成、アミノ酸やステロイドの水酸化反応の補酵素として働く	柑橘類、野菜類、イモ類など	壊血病

3　水溶性ビタミン

　水溶性ビタミンには、ビタミンB群（B$_1$、B$_2$、B$_6$、B$_{12}$、ナイアシン、パントテン酸、葉酸、ビオチン）とビタミンCを合わせて9種類がある（**表1-5-2**）。ビタミンB群の多くは体内で補酵素として、酵素の働きを助け栄養素の代謝に関与する。食事からのビタミンB群の摂取が不足すると補酵素が足りなくなり、酵素活性の低下、種々の代謝障害が引き起こされる。

　食事から摂取した水溶性ビタミンの余剰分は尿中に排泄されるため、水溶性ビタミンは必要量を毎日摂取しないと欠乏症に陥る可能性がある。脂溶性ビタミンとは異なり過剰症の心配はない。

4　ビタミンの栄養学的機能

　各種ビタミンには、ステロイドホルモン様の作用、補酵素として酵素の働きを助ける作用、抗酸化作用など栄養学的に重要な機能がたくさんある。以下に代表的なものをあげる。

（1）レチノイド作用

　食物から摂取したビタミンAは加水分解を受けてレチノールとなり、小腸で吸収され肝臓に貯蔵される。必要に応じて血液に放出され、標的臓器に達すると細胞表面のレチノール受容体と結合して細胞内に取り込まれる。

　体内でビタミンAと同様の働きをする物質を総称して、レチノイドと呼ぶ。重要で多様な働

きを持つ。レチナールは、ロドプシン（視紅）の成分として視覚作用に関与し欠乏すると夜盲症となる。

（2）活性型ビタミンＤの作用

活性型ビタミンＤもビタミンＡ同様、細胞の分化、増殖の調節を行う。

活性型ビタミンＤは、核内受容体と複合体を形成し、次いで遺伝子制御部位に結合、特定タンパク質の発現を転写段階で制御する。

活性型ビタミンＤのもう一つの作用は、カルシウムの吸収促進作用である。小腸からのカルシウム吸収、腎臓におけるカルシウム再吸収、骨からの血中へのカルシウム溶出を促進し、血中カルシウム濃度の調節を行う。

（3）補酵素

酵素の中には酵素（主にタンパク質でできている）本体以外の補欠分子族（非タンパク質部分）がなければ活性化しないものがある。補欠分子族となる低分子化合物を補酵素という。

水溶性ビタミンＢ群の多くは補酵素となる。補酵素の不足により酵素作用が低下、そのため

に代謝系が進まなくなり、体内で必要な物質が作られない、あるいは不要な物質が過剰に蓄積するなど様々な代謝障害が現れてくる。

（4）抗酸化ビタミン

体内でのエネルギー産生は、主にミトコンドリアで行われるが、この時に微量ながら活性酸素が生じる。活性酸素は非常に酸化力が強く、細胞や遺伝子に障害を与え、動脈硬化やがんの原因となる。

食物中に活性酸素の働きを抑える成分が多く含まれ、これらを抗酸化物質という。代表的なものにビタミンＣやＥ、プロビタミンＡのカロテノイドが知られる。

（5）糖質・脂質代謝とビオチン、パントテン酸

糖質、脂質の合成と分解には、ビオチンとパントテン酸が補酵素として関与する。

ビオチンはカルボキシラーゼの補酵素として炭酸同化反応、炭酸転移反応に関与し、パントテン酸はコエンザイムＡ（CoA）としてアセチル基やアシル基の転移反応に関与する。

● 練習問題

問題7 　次のうち、水溶性ビタミンはどれか。

① ビタミンＡ 　　　　④ ビタミンＥ

② ビタミンＣ 　　　　⑤ ビタミンＫ

③ ビタミンＤ

問題8 　次のうち、カルボキシラーゼの補酵素として作用するのはどれか。

① ナイアシン 　　　　④ ビオチン

② 葉酸 　　　　　　　⑤ パントテン酸

③ ピリドキサールリン酸

（解答はP.153参照）

6 ミネラルの栄養

> **要約・重要事項**
>
> ミネラルは体重のわずか数パーセントを占めるにすぎないが、ビタミンとともに代謝調節に欠かせない重要な生理作用物質である。
>
> 主要元素は、カルシウム、リン、カリウム、ナトリウムなどで細胞や体液成分として作用し、主に骨や歯を作る。鉄より含有量の少ないものを微量元素といい、主に酵素やホルモン、ビタミンなどの構成因子として作用する。

Keyword

□主要元素　□微量元素　□ナトリウム　□カリウム　□マグネシウム
□カルシウム　□鉄

1 動物体のミネラル

ミネラルは、体重のわずか数パーセントを占めるにすぎないがビタミンとともに代謝調節をはじめとして重要な生理作用を担っている。

生体に必要と考えられるミネラルは、およそ30種類といわれる。

2 主要元素

体内の存在量が多い元素（0.05％以上）を多量（主要）ミネラルといい、カルシウム（Ca）、リン（P）、カリウム（K）、イオウ（S）、塩素（Cl）、ナトリウム（Na）、マグネシウム（Mg）がこれにあたる。

表1-6 主なミネラルの特徴

元素名（元素番号）	体内分布	生理作用
ナトリウム（Na）	主に細胞外液中	細胞外液の浸透圧と量の維持
カリウム（K）	主に細胞内液中	細胞内液の浸透圧と量の維持、神経興奮伝達
カルシウム（Ca）	大部分が骨中	骨、歯の形成、神経・筋肉の興奮、血液凝固
マグネシウム（Mg）	約半分が骨、他に筋肉など	骨の形成、筋肉の収縮、酵素の活性化
リン（P）	約80％が骨、他に筋肉など	骨・歯の形成、ATPや補酵素の成分、pH調節
鉄（Fe）	2/3がヘモグロビン、他にフェリチンなど	酸素の運搬、酸化還元反応
亜鉛（Zn）	筋肉、骨、肝臓など	酵素の成分
銅（Cu）	筋肉、肝臓、脳など	酵素の成分
マンガン（Mn）	肝臓など	酵素の成分
ヨウ素（I）	甲状腺など	甲状腺ホルモンの成分
セレン（Se）	肝臓、腎臓など	酵素の成分
クロム（Cr）	筋肉、皮膚、肺など	糖代謝の調節
モリブデン（Mo）	肝臓など	酵素の成分

これらは細胞や体液成分として作用し、主に骨や歯を作る。カルシウム、リン、マグネシウムは、酵素や核酸の成分としても重要である。イオウは、含硫アミノ酸（メチオニン、システイン）の成分としても重要である。

3 微量元素

体内の存在量が微量の元素を微量ミネラルという。

体内含有量が鉄（Fe）〔20～80mg／kg〕より少ない亜鉛（Zn）、銅（Cu）、マンガン（Mn）、ヨウ素（I）、セレン（Se）、モリブデン（Mo）、コバルト（Co）、クロム（Cr）などが、これにあたる。

主に酵素やホルモン、ビタミンなどの構成因子として機能する。鉄は、ヘモグロビンの成分であり、血中で酸素の運搬を担っている。

4 ミネラルの栄養学的機能

ミネラルの体内での役割は次のように大別できる。

（1）骨や歯の成分

骨の重量の約2/3は、カルシウム、リン、マグネシウムなどのミネラルである。骨はカルシウムなどミネラルによって硬度を増している。

（2）細胞内外液の主要な電解質

カリウム、ナトリウム、カルシウム、マグネシウム、リンなどは体内の水分に溶解する。

これらは体液の浸透圧やpHの維持・調節に役立っている。

（3）生理活性物質の構成因子

動物体内でミネラルは、微量で各主成分の活性化因子として作用する。

ヘモグロビンやシトクロム中の鉄、ヌクレオチド中のリン、チロキシン（甲状腺ホルモン）中のヨウ素、インスリン中の亜鉛などが例としてあげられる。

練習問題

問題9 次のうち、微量元素はどれか。
① ナトリウム
② カルシウム
③ 銅
④ リン
⑤ カリウム

問題10 ヘモグロビンの成分として、酸素の運搬を担うのはどれか。
① カルシウム
② 鉄
③ マンガン
④ クロム
⑤ ヨウ素

（解答はP.153参照）

7 水の代謝

要約・重要事項

成熟動物の体重の約65％は水分で、その2/3は細胞内に存在する。

体液は細胞の中にある水（細胞内液）と細胞の外にある水（細胞外液）に分けられる。体内における水の役割は物質の溶解と体温調節に大別できる。水の出納は体内への出入りのことで、動物では供給される水と排泄される水の量はほぼ等しく体内の総水分量はほぼ一定に保たれる。排泄量が供給量を上回ると脱水が起こる。

Keyword

□細胞内液　□細胞外液　□細胞間質液　□物質の溶解　□体温調節　□脱水

1 生体内の水

成熟動物の体重の約65％は水分で、その2/3は細胞内に存在する（図1-7）。

体液は細胞の中にある水（細胞内液）と細胞の外にある水（細胞外液）に分けられる。前者は体重の約40％、後者が20％を占める。

細胞外液は、細胞間質液と血漿に分けられる。細胞間質液は、細胞間や組織間にある水分で体重の約15％（細胞外液の3/4）、血漿は血液の水分の大部分で体重の約5％（細胞外液の1/4）を占める。

2 水の機能

体内における水の役割は、物質の溶解と体温調節の2つに大別できる。

(1) 物質の溶解

食物中の栄養素は消化酵素により低分子化、吸収され、生体内でエネルギーや他の物質に変換、利用される。この一連の代謝反応は物質がすべて水に溶けた状態で進行する。

生体内では、物質は血液やリンパ液によって運ばれ細胞に取り込まれる。不要な物質は腎臓

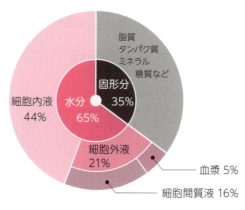

図1-7　生体内の水分分布

7　水の代謝

で濾過、尿中に排泄されるが、こうした体内の異動も物質が水に溶けた状態で行われる。

さらに体内の水にはナトリウムイオンやカリウムイオンなど数種の電解質（水に溶けてイオン化する物質）が溶け込んでいる。これら電解質は細胞の浸透圧維持に作用している。栄養素の吸収、物質の輸送、細胞形態の維持などすべて水の物質を溶解する作用による。

(2) 体温調節

水は最も比熱が大きい物質で、温まりにくく、冷めにくいという性質を持つ。

水は温度変化が少ないことから体温を一定に保つのに役立っている。水が水蒸気になる際に必要な熱量（気化熱：1mLあたり約580cal）も他の液体に比べて大きいことから、水が皮膚表面から蒸発するときには多くの熱を奪うことにより急な体温の上昇を防いでいる。

3　水の出納

水の出納（バランス）は、体内への水の出入りのことで、動物では供給される水と排泄される水の量は、ほぼ等しく体内の総水分量は一定に保たれる。

供給される水としては飲料水、食物中の水分、体内で栄養素がエネルギーに変わる際に生成される水（代謝水：1日の水分補給量の5〜10％に相当する）がある。

一方、体内から排泄される水には、尿および糞便、唾液や肺からの蒸散があり、絶えず水分は失われ、その損失分は飲水、食物中の水分、代謝水によって補われる。

水分出納において、排泄量が供給量を上回ると脱水が起こる。

練習問題

問題11 成熟動物の体内の水分量は、体重の約何パーセントに相当するか。

① 35%

② 45%

③ 55%

④ 65%

⑤ 75%

（解答はP.153参照）

エネルギー代謝の概念

要約・重要事項

エネルギーは物理的な仕事ができる力と定義され、体内で利用されるエネルギーは熱エネルギー、機械エネルギー、電気エネルギー、化学エネルギーに分類される。
動物は食物を摂取し、そこに含まれる化学エネルギーをATPの形に変えて（生合成）利用する。動物のエネルギー消費量は体格、体表面積、性別、年齢、外気温、身体活動などにより影響を受ける。

Keyword

□ 熱エネルギー　□ 化学エネルギー　□ ATP　□ 生理的燃焼価
□ エネルギー消費量　□ 安静時代謝量

1 エネルギーの定義とエネルギー代謝

エネルギーは「物理的な仕事ができる力」と定義され、体内で利用されるエネルギーは以下のように分類される。

① 熱エネルギー
　　体温の維持
② 機械エネルギー
　　筋収縮、体内の物質輸送、神経刺激伝達
③ 電気エネルギー
　　神経刺激伝達
④ 化学エネルギー
　　体内での物質生合成

動物は食物からエネルギーを摂取し、そこに含まれる化学エネルギーをATP（アデノシン-3-リン酸）の形で利用する。栄養学では、エネルギーの単位としてkcal（キロカロリー）を使用する。

1gの水を1℃上昇させるのに必要なエネルギーが1calなので、1kcalは、1kgの水を1℃上昇させるのに必要なエネルギーに相当する。

三大栄養素のエネルギー価は、アトウォーターの生理的燃焼価（PFV）によって表される（表1-8）。

PFVは、炭水化物、脂肪、タンパク質の可消化部分のエネルギー価を表しており、それぞれ4.0、9.0、4.0kcal/gである。炭水化物と脂肪で

表1-8 生理的燃焼価（PFV）

栄養素	GE (kcal/g)	消化率 (%)	DE (kcal/g)	ME（PFV）(kcal/g)	犬と猫のME※ (kcal/g)
炭水化物	4.15	96	4.0	4.0	3.5
脂肪	9.40	96	9.0	9.0	8.5
タンパク質	5.65	91	5.1	4.0	3.5

GE：総エネルギー、DE：可消化エネルギー、ME：代謝エネルギー　　※ 修正アトウォーター係数

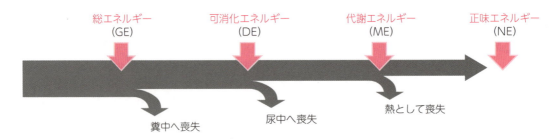

図1-8-1　エネルギーの喪失

はPFVと可消化エネルギー（DE）は、ほぼ等しいがタンパク質は体内で酸化されない窒素原子Nを含むため、これを無害な尿素に変えて尿として体外に排出するため、尿素自体の結合エネルギー、尿素合成のためのエネルギー消費を考えると、代謝エネルギー（ME）は総エネルギー（GE）に比べ小さくなる（図1-8-1）。

なお、動物では、利用能がヒトと異なるため、炭水化物、脂肪、タンパク質の可消化部分のエネルギー価をそれぞれ3.5、8.5、3.5kcal/gとしている。この係数は修正アトウォーター係数と呼ばれ、犬猫のフードの代謝エネルギーの推定値として使われている。

2　エネルギー消費量

早朝の空腹時における身体的・精神的に安静にした状態でのエネルギー代謝量を基礎代謝量（BM）といい、生命維持に必要最低限のエネルギーと定義される。

基礎代謝量は個体差が大きく、体格（骨格筋量）、体表面積、性別、年齢、外気温、ホルモン、発熱、妊娠などにより影響を受ける。安静時代謝量とは、安静にしている状態でのエネルギー代謝量のことで、基礎代謝量の測定のように姿勢、食事、室温、時間などの制約を受けることなく、安静にした状態という条件で容易に測定できる。

一般に安静時代謝量は、基礎代謝量の10～20%増しとなる。また、睡眠時代謝量は、副交感神経が緊張状態にあり、心拍数が低く、骨格筋が弛緩しており体の動きが少ない状態にある睡眠時のエネルギー代謝量であり、基礎代謝量とほぼ同じである。

活動時代謝量は、日常生活の身体活動によって促進されるエネルギー代謝量をいう。1日のエネルギー消費量は、安静時代謝量と活動時代謝量の合計として表される。

3　三大栄養素の代謝の相互関係（糖質、脂質、アミノ酸）（図1-8-2）

動物は細胞、組織の構成成分や機能物質として必要な糖質、脂質、タンパク質をはじめとする栄養素を外部から摂取し、必要な物質を生合成するとともに、機能を発揮・維持するためのエネルギーを作り出す（ATPとして合成、利用する）。

このエネルギー代謝の恒常性を保つために糖質、脂質およびアミノ酸代謝は密接に関連し、各経路中の中間代謝産物により、相互に調節しあっている。糖質の多い食事により肥満になるのは、脂質の分解が阻害されるとともに過剰な糖質が中性脂肪に転換されることといえる。

一方、糖質の供給が不足すると糖新生が起こる。非糖質である乳酸や糖原性アミノ酸、グリセロールなどからグルコースが生合成され、グルコース依存度の高い組織（脳・神経系、心臓、赤血球など）に供給される。

さらに絶食状態が続くと、筋肉からのアミノ

酸供給が減少し、脂肪組織からグルセロールの形で糖質が供給されるようになる。こうして血液中のグルコース濃度を保つようにしている。

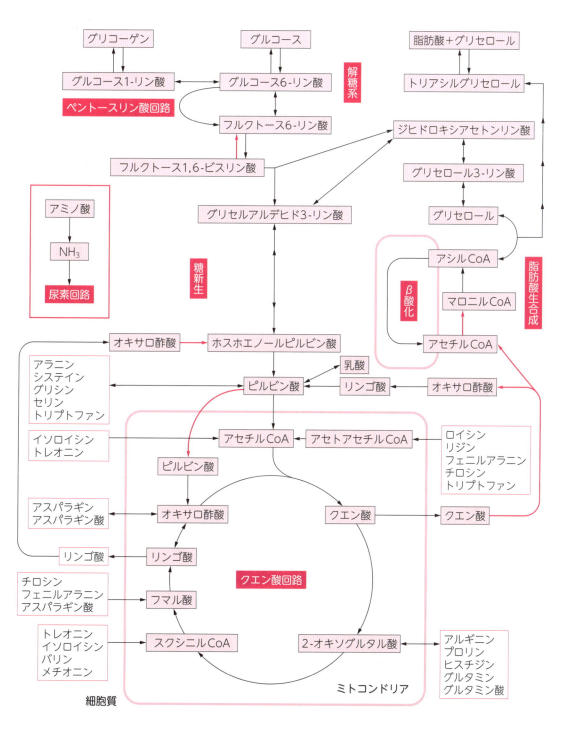

図1-8-2　糖質、脂質、アミノ酸代謝の相互関係
富岡佳久, 水柿道直. 2014. 糖質代謝, 脂質代謝およびアミノ酸代謝の相互作用と調節, シンプル生化学 (林 典夫, 廣野治子監修), 改訂第6版, p.229, 南江堂より許可を得て転載。

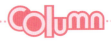

カロリーとジュール

　日本では食べ物に関するエネルギーの単位としてカロリーが用いられるが、ヨーロッパでは「ジュール」という単位が使用されることが多い。

　ジュールとは、力、電気などのエネルギーをはじめ、すべてのエネルギーを表すのに使われている。

　世界的には食べ物に関するエネルギーも「ジュール」で表記することが多い。

　1ジュール（J）とは、1ニュートン（N）の力（102gの物体を支える力）で、重力と反対方向にその物体を1m動かすのに必要なエネルギーである。

　カロリーとジュールの換算式は以下のとおりである。

- 1gcal（グラムカロリー）＝約4.2J（ジュール）………………… 1J＝約0.24gcal
- 1kcal（キロカロリー）＝約4.2kJ（キロジュール）…………… 1kJ＝約0.24kcal

練習問題

問題12 動物の脂肪の代謝エネルギーは、何kcal/gか。

① 3.5
② 4.5
③ 6.5
④ 8.5
⑤ 9.5

（解答はP.153参照）

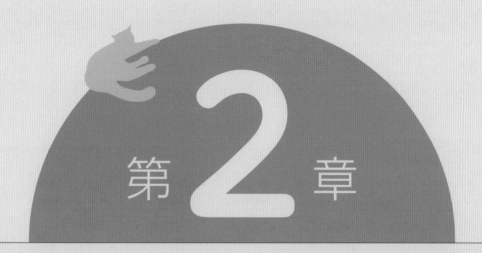

第2章

ライフステージ栄養

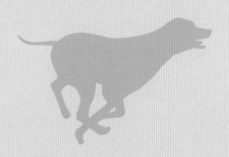

1 ライフステージと栄養

要約・重要事項

エネルギーと栄養素の必要量はライフステージ、不妊・去勢の有無、運動量で変動する。
したがって、以下に示すガイドラインは、スターティングポイントに対応するもので、体重、ボディコンディションスコア（BCS）、およびマッスルコンディションスコア（MCS；筋肉量）を維持するために個体ごとの微調整が必須である。

Keyword

- □ボディコンディションスコア（BCS）　□マッスルコンディションスコア（MCS）
- □中齢　□高齢　□老齢　□エネルギー要求量　□筋肉量の低下
- □妊娠同化作用　□肥満　□不妊手術　□成長期整形外科疾患

動物の一生における各段階をライフステージと呼ぶ。犬猫のライフステージは、成長期、成犬（成猫）期、中高齢期に大きく分けられ、スペシャルニーズ期として、妊娠期、新生子期、離乳期がある。

1 成長期

離乳期以降〜成熟までの時期を指し、その期間は犬猫、またサイズ、品種で異なる。

小型犬、中型犬、大型犬では、それぞれ9〜12ヵ月、12〜14ヵ月、12〜24ヵ月齢で成熟する。猫は平均12ヵ月齢、メイン・クーンなどの大型猫は18〜24ヵ月齢で成熟する。一般的に、成熟または成熟時の90％の体格に達するまで栄養豊富な成長期用フードを与える。

(1) 子犬の成長期

猫と同様、子犬の最大成長期は、生後6ヵ月あたりで、その後、成熟期にかけて成長速度とエネルギー要求量は減少していく。

生後5ヵ月までの子犬では、予測される成犬の体重1kgあたり、1日2〜4gの体重増加が望ましいといわれている（Lewis et al. 1987b）。

例えば、成犬の体重が30kgに達すると予測される場合、1日あたり60〜120gの体重増加が期待される。離乳期から成長期を通しての犬のエネルギー要求量の平均は、成犬のそれの約2倍であり、離乳時の約2.5倍から成長に伴い徐々に減少する。

(2) 子猫の成長期

子猫は子犬と異なり成長期の栄養過剰による成長期整形外科疾患がみられないが、肥満には注意する。特に、自由採食法の場合、摂取量や運動量の管理を十分に行う。

(3) 成長期と栄養状態の指標

成長期における過剰な栄養摂取は脂肪細胞の増殖と個々の細胞の増大により二重の肥満になる恐れがある。

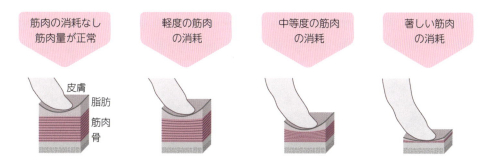

図2-1-1　筋肉コンディションスコア（MCS）システム
筋肉量の評価には目視検査、ならびに側頭骨、肩甲骨、肋骨、腰椎、および骨盤上の触診が含まれる（トニー・バッフィントン博士提供）。このシステムは現在開発および検証中。
These Guidelines were first published in JSAP, July 2011；52（7）：385-396, published by John Wiley and Sons Ltd and are published with permission.

さらに、大型〜超大型犬では、成長期の過剰な栄養摂取が急速な成長を促し、成長期整形外科疾患（Hedhammer et al. 1974）の原因となる（P.111〜参照）。過剰な栄養摂取を防ぐには、獣医療分野で使用されているボディコンディションスコア（Body Condition Score；BCS）と呼ばれる栄養状態の指標を参考に栄養供給を調整する。BCSは、触診と視診を用いたもので、肋骨、腹部、腰椎部と尾の付け根周辺の脂肪の蓄積の状態に基づいた判定方法であり、脂肪組織と除脂肪体組織の比率が反映されている。

BCSには、9段階評価で理想体型を4〜5としているものと、5段階評価で3を理想体重としているものがあり（表2-1-1〜4）、どちらの評価を使用するのかを施設内で統一する必要がある。

BCSと同様に栄養状態の指標として、筋肉量の評価を行うマッスルコンディションスコア（Muscle Condition Score；MCS）も使用されている（図2-1-1）。

成長期は、成長速度やエネルギー要求量に個体差がみられるため、この時期の細かな健康と体重変動の評価ならびに給餌量の管理・調整を行い、理想BCSの維持に努める。

給餌法としては定時定量給餌法（1日の総給餌量を給餌回数で割り、定時に与える方法）や定時間給餌法（決められた食事時間に、一定の時間内で食べられるだけ食べさせ、残量の有無にかかわらず給餌皿を取り上げる方法）が推奨される。幸い、離乳期から不妊手術までのこの時期は、予防接種や健康診断などで頻繁に来院することから、獣医師が正しい診断とガイダンスを飼い主に伝える良い機会である。

2 成犬期・成猫期

犬ではサイズ・品種によって異なるが、一般的に生後12ヵ月齢からの時期を指す。使役犬・競技出場犬を除いて、妊娠も泌乳もしていない成猫・犬のエネルギー要求量は成長期に比べ大幅に減少する。

したがって、栄養上、このライフステージで最も注意したいのは栄養過剰による過体重・肥満である。肥満は、代謝疾患、がん、関節疾患などのリスクを増加し、寿命を縮める（German et al. 2006）。

また、肥大化した脂肪細胞からは炎症性サイトカインの産生が亢進し、肥満組織へのマクロファージの浸潤が増加することから炎症作用が引き起こされる（Trayhurn and Wood 2005）。

1　ライフステージと栄養

表2-1-1　犬のBCSシステム（9段階評価）

痩せすぎ	1	遠距離からでも肋骨、腰椎、骨盤、およびすべての骨ばった隆起がはっきりとみえる。体脂肪がまったく認められない。明らかな筋肉量低下。
	2	肋骨、腰椎、および骨盤を容易にみることができる。体脂肪が触知できない。その他に骨ばった隆起がみえる。筋肉量の低下はごくわずか。
	3	肋骨は容易に触知でき、体脂肪が触知できず、肋骨がみえる場合もある。腰椎の上部がみえる。骨盤が骨ばってみえる。腰がはっきりとくびれている。
理想的な体型	4	わずかな体脂肪が肋骨を覆っており、肋骨は容易に触知できる。上からみたときに腰のくびれが容易に認められる。腹部のへこみがはっきりとみえる。
	5	肋骨を覆う余分な体脂肪はなく、肋骨に容易に触知できる。上からみたときに肋骨の後ろに腰のくびれがみえ、腹部が引き締まっている。
太りすぎ	6	肋骨はわずかな過剰脂肪に覆われ触知できる。上からみると腰のくびれがみえるがあまりはっきりしていない。腹部のへこみがはっきりしている。
	7	肋骨の触知は困難だが可能。かなりの脂肪に覆われている。腰椎部および尾の付け根にはっきりとして脂肪沈着がある。腰のくびれはほとんどまたはまったくない。腹部のへこみが存在することもある。
	8	過剰な脂肪に覆われ肋骨は触知できないか、または触知にかなりの力を要する。腰椎部および尾の付け根にかなりの脂肪沈着がある。腰のくびれがない。腹部のへこみがない。腹部がかなり膨張している場合がある。
	9	胸部、脊椎、および尾の付け根に大量の脂肪沈着がある。腰のくびれおよび腹部のへこみはない。首と四肢に脂肪沈着がある。腹部の膨張が明らかである。

表2-1-2　犬のBCSシステム（5段階評価）

1	削痩	脂肪に覆われず容易に触知できる。皮下織がなく骨格構造が浮き出ている。腹部の凹みは深く、腰は著しく強い砂時計型を呈する。
2	体重不足	ごく薄い脂肪に覆われ容易に触知できる。皮下織はわずかで骨格構造が浮き出ている。腹部の凹みがあり、腰は顕著な砂時計型を呈する。
3	理想体重	わずかに脂肪に覆われ触知できる。なだらかな輪郭またはやや厚みのある外見で、薄い皮下脂肪の下に骨格構造が触知できる。腹部の凹みがあり、適度な腰のくびれがある。
4	体重過剰	中程度の脂肪に覆われ触知困難。やや厚みのある外見で、骨格構造はかろうじて触知できる。腹部の凹みや腰のくびれはほとんどあるいはまったくなく、背面はわずかに横に広がった状態。
5	肥満	厚い脂肪に覆われ触知が非常に困難。厚みのある外見で骨格構造は触知困難。腹部が張り出して下垂し、腰のくびれはなく背面は顕著に広がった状態。脊柱周囲が盛り上がると溝を形成することがある。

These Guidelines were first published in JSAP, July 2011；52（7）：385-396, published by John Wiley and Sons Ltd and are published with permission.

表2-1-3　猫のBCSシステム（9段階評価）　　　　**表2-1-4　猫のBCSシステム（5段階評価）**

		9段階評価	5段階評価		
痩せすぎ	1	短毛種で肋骨がみえる。体脂肪が触知できない。著しい腹部のへこみ。腰椎および腸骨がはっきりとみえており容易に触知できる。	削痩	1	脂肪に覆われず容易に触知できる。腹部の凹みは深くなっている。
	2	短毛種で肋骨が容易にみえる。筋肉量がごくわずかであり腰椎がはっきりとみえる。腹部のへこみが顕著である。体脂肪が触知できない。			
	3	ごく薄い体脂肪が肋骨を覆っており、容易に触知できる。腰椎がはっきりとみえる。肋骨の後ろに腰がはっきりとくびれている。腹部の体脂肪はごくわずか。	体重不足	2	ごく薄い脂肪に覆われ容易に触知できる。腰のくびれがあり、ごく薄い脂肪層が触知できる。
	4	ごく薄い体脂肪が肋骨を覆っており、触知できる。肋骨の後ろに腰がくびれているのがみえる。腹部のくびれはわずか。腹部の脂肪層がない。			
理想的な体型	5	均整が取れている。肋骨の後ろに腰のくびれがある。肋骨はわずかに脂肪に覆われ触知できる。腹部はごく薄い脂肪層に覆われる。	理想体重	3	わずかに脂肪に覆われ触知できる。適度な腰のくびれがあり、腹部はごく薄い脂肪層に覆われる。
太りすぎ	6	肋骨はわずかに余分な脂肪に覆われており触知は可能。ウエストおよび腹部の脂肪層はそれほどはっきりとではないがみることができる。腰のくびれはない。	体重過剰	4	中程度の脂肪に覆われ触知困難。腰のくびれはほとんど、あるいはまったくなく、腹部は丸みを帯び中程度の脂肪に覆われる。
	7	肋骨は中程度の脂肪に覆われ触知困難。腰のくびれはほとんどない。腹部は丸みを帯び、中程度の脂肪に覆われる。			
	8	肋骨は余分な脂肪に覆われ触知できない。ウエストがない。腹部の丸みが明らかで腹部の脂肪層が目立つ。腰椎部に脂肪沈着がある。	肥満	5	厚い脂肪に覆われ触知が非常に困難。過剰な脂肪沈着によって膨満し、腰のくびれがなくなる。脂肪は腰部、顔、あるいは四肢に蓄積することもある。
	9	肋骨は厚い脂肪に覆われ触知できない。腰椎部、顔、四肢にかなりの脂肪沈着がある。腹部が膨張し腰のくびれがない。過剰な腹部脂肪。			

These Guidelines were first published in JSAP, July 2011 ; 52（7）: 385-396, published by John Wiley and Sons Ltd and are published with permission.

第2章　ライフステージ栄養

動物要因、食事要因、給餌管理および環境要因を評価して、理想体重の維持または達成を目指したフィーディングプログラムの確立を目指したい。WSAVAが提唱する栄養評価ガイドライン（http://www.jbvp.org/toolkit/index.html）などを用いることで、手軽に栄養評価を日常診療に取り入れ、犬猫の健康維持に貢献できると考える。

3 中高齢期

中高齢期は平均余命の半分以降を指す場合が多い。米国飼料検査官協会（AAFCO）では、動物の要求量に大きな差は認められないとして、高齢期の基準を設定していないが、栄養学者は高齢期の栄養要求に中年と高齢期において違いがあるとしている。先進的なペットフードメーカーは、栄養学者の考えを元に高齢期フードを作っている。

ヒトと同様、加齢に伴う変化には個体差が大きく、品種、サイズ、栄養、環境、疾病の有無など様々な要因の影響を受ける。高齢・老齢犬では特に固体差が顕著になるので、各個体に最適な（テーラーメイド）食事管理を行う。

犬では、品種間の加齢速度の差が特に顕著で、各品種の平均寿命の何％に達しているかで、ライフステージを分類している。

猫のライフステージは、American Association of Feline Practitioners（AAFP）Senior Care Guidelines（2009）によれば、7～10歳齢を中年（マチュア）、11～14歳齢を高齢（シニア）、15歳齢以上を老齢（ジェリアトリック）と分類されている。

中年は予想される寿命の50～75％、高齢は75～100％、それ以降を老齢と定めている。

大きな特徴として、中年の時期は肥満のリスクが高いが、老齢の犬猫では反対に削痩が危惧される。これは、加齢に伴う様々な病態や生理学的変化が原因だと考えられる。

(1) 食事管理の有効性（留意すべき栄養素）

a. エネルギー

適切なエネルギー要求量は、個々の体質、体格によって異なる。

肥満の主な原因は、加齢に伴う運動量と基礎代謝の低下である。基礎代謝の低下は加齢に伴う筋肉量の低下によって引き起こされ、エネルギー要求量は若齢期に比べ20～30％低下する。

反対に老齢の犬猫では、体重の減少が危惧される。老齢動物の削痩の原因は様々で、摂取量の低下、または摂取量が適切であってもエネルギー消化率の低下によるものがあげられる。

摂取量低下の要因として食欲不振を伴う疾病（腎不全、歯周病、がん、慢性的な疼痛など）、また老化による感覚機能（味覚、嗅覚）低下などがあげられる。食欲不振の動物に対しては、疾病の有無を検査・管理したり、添加物や温かいフードを提供したりするなど、嗜好性を高める努力をする。

いずれにしても、健康なBCS・MCSの維持を目指した給餌が必要不可欠である。

b. タンパク質

加齢に伴う主な生理学的変化に筋肉量の低下（サルコペニア）があげられる。筋肉量の低下は免疫力、生存率の低下につながり、老齢動物にとっては致命的である。特に猫では、タンパク質の消化率が老化とともに低下することから、適度な量、および良質なタンパク質の給餌が推奨される。

また、老齢動物に頻発する疾病（がん、心臓病）には食欲不振や悪液質が伴い、さらなる筋肉量の低下が危惧される。老齢期でのタンパク質制限は推奨されず、一般的に低タンパク食が推奨される疾病（後期ステージⅡ～Ⅳ：慢性腎

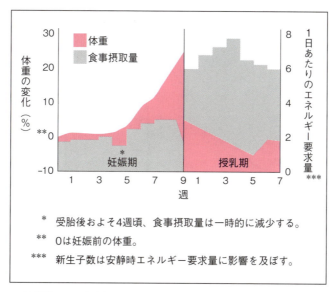

図2-1-2　妊娠期および授乳期における雌犬の体重と食事摂取量の典型的な変化
Hand MS, Thatcher CD, Remillard RL, Roudebush P, Novotny B. 2010. Small animal clinical nutrition, 5th ed., Topeka, KS：Mark Morris Instituteより許可を得て転載。

臓病、尿酸塩尿石症、肝性脳症）においても最大許容量を与えるべきである。また、食事摂取量が低下している個体やタンパク質制限食を与えられている個体に関しては、カロリー・タンパク質比に十分注意する。

（2）遅効性病態改善物質（サプリメント）の有効性

a．ω-3多価不飽和脂肪酸

ω-3多価不飽和脂肪酸の抗酸化・抗炎症作用、免疫サポート効果に関してはヒトの加齢研究では盛んに行われているが、老齢犬・猫では比較的遅れている。老犬にω-3多価不飽和脂肪酸とω-6多価不飽和脂肪酸（1：5の割合）を補充したKearnsらの研究（2000）では、脂質過酸化のマーカーであるマロンジアルデヒドの減少がみられ、すでにヒトで報告されているように抗酸化作用が示唆された。さらにT、B細胞の活性もみられ、一般的な炎症や食欲不振への効果が認められている。特にω-3多価不飽和脂肪酸の抗炎症効果は、老齢動物によくみられる関節炎や皮膚炎に効果的であると考えられる。

b．認知症に対するサプリメント

P.108〜参照。

4　妊娠期

（1）犬の妊娠期

妊娠同化作用が低く、体重および、エネルギー要求量の増加は妊娠第三期までみられない。胎子の数によって体重は15〜25％、エネルギー要求量は30〜60％ほど増加する。

エネルギー要求量は分娩後も増加し、分娩後3〜4週間の泌乳最盛期でピークを迎える（**図2-1-2**）。

交配前から分娩・泌乳期に適した高エネルギー、高脂肪、高タンパク、高カルシウム、高リンで嗜好性が高く、消化の良いフード（成長期用）の給餌が望まれる。猫とは異なり、エネルギーと栄養素の増量は妊娠第二期まで必要ではない。したがって、妊娠5〜6週目から母犬の維持要求量に加えて妊娠を維持する栄養素を

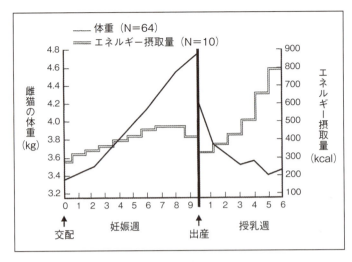

図2-1-3　妊娠期および授乳期母猫の体重とエネルギー摂取量
Loveridge GG. 1985. Body weight changes and energy intake of cats during gestation and lactation. *Animal Technology* 37：7-15より引用。
Hand MS, Thatcher CD, Remillard RL, Roudebush P. 2000. Small animal clinical nutrition, 4th ed., Topeka, KS：Mark Morris Instituteより許可を得て転載。

徐々に増やしていく（毎週10〜15％）ことが望ましい。

分娩前の数週間は、特に大型犬では胎子の発達とともに腹腔内臓器が圧迫され、一度の摂取可能量が減少するため、自由採食法が望ましい。

分娩後は、十分な泌乳に対するエネルギー供給のため、自由採食法が必要不可欠である。泌乳最盛期から分娩後6〜8週目の離乳に備え徐々に子犬に離乳食を与え始めて、同時に母犬へのフードを減らしていく。

(2) 猫の妊娠期

猫は、犬に比べ妊娠同化作用が高く、泌乳に備え十分に体脂肪を蓄積させる。妊娠期の母猫の体重増加は犬やヒトのそれとは異なり、胎子数にかかわらず直線的に増加する（図2-1-3）。

エネルギー摂取量もそれに比例して増加する。エネルギー摂取量の増加は、維持期の20〜50％にも及び、体重1kgあたり1日90〜100kcal（Loeridge and Rivers 1989）に相当する。これは、妊娠期、泌乳期のエネルギー需要に対する

体脂肪貯蔵となる。

分娩の直前、または直後に食欲は一時低下するが、泌乳を維持するために速やかに回復する。しかし、成猫の2〜6倍にも及ぶ泌乳期エネルギー要求量の大半は妊娠期に蓄積した体脂肪から供給される（Legrand-Defretin and Munday 1993）。

分娩後も、妊娠中の体重増加の約40％しか減少せず、子猫の離乳時の8〜10週間までに妊娠前の体重に戻すことが望ましい。

母猫は、妊娠直後からエネルギー摂取量の増加を示すため、交配の時点から高エネルギー、高脂肪、高タンパク、高カルシウム、高リンで嗜好性が高く、消化の良いフード（成長期用）を与えることが好ましい。

これを妊娠・泌乳期の2ステージを通して自由採食法で与え、離乳とともに、通常の維持要求量の給餌を再開する。

5 新生子期

犬と猫の新生子にとって離乳期まで何事もな

く授乳できることが理想である。特に、初乳は高脂肪・高タンパクであり、新生子に必要なエネルギーや免疫グロブリンを含有する。また、犬や猫では、受動免疫のほとんどが初乳を介して行われ、生後24時間以内であれば未熟な小腸での経細胞吸収（貪食）によって免疫グロブリン（移行抗体）が取り入れられるため、分娩直後の授乳が望ましい。

何らかの理由で母親からの授乳が叶わない場合は、泌乳期の里親をみつけるか、哺乳器具、栄養チューブを介しての人工哺乳を行う。牛乳や山羊乳は犬猫の成乳に比べ、脂質、タンパク質、カロリーが不十分であることから、市販の犬猫用人工ミルクが推奨される。

新生子の免疫系は未熟で、細菌に侵される危険が特に高いため、哺乳器具をよく洗浄・煮沸消毒し、余ったミルクは廃棄することを心がける。体重100gあたり13〜18kcalを目安とし、体重の増加とともに徐々に増量していく。給餌後は、排泄を促進するために、綿棒や湿らせた布を用いた肛門生殖器の刺激を必ず行う。

6 離乳期

自然哺乳、人工哺乳にかかわらず、生後3〜4週間あたりから母犬・猫と同様のフード（成長期用）を勧める。フードは水をよく混ぜ、お粥状態にしたものが適する。

離乳後は、成長期または全ライフステージ用に栄養組成（設計）された（給餌試験が実施されたものが好ましい）総合栄養食を与える。なお、子猫に全ライフステージ用フードを与える場合、尿pHを酸性化する組成のものは与えない方がよい。

離乳適期は、子猫ではおよそ8〜10週、子犬では6〜8週目である。

確認事項
☐ ライフステージの分類と各ライフステージ特有の栄養上の注意
☐ 不妊手術と肥満の関係について

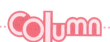

不妊手術

小動物の肥満の大きな要因として、不妊手術があげられており（Lund et al. 2006；Spofford et al. 2014）、不妊手術の疼痛に伴う運動量の低下や、不妊後の食欲の増加（Kanchunk et al. 2002）、ホルモンの変化による代謝の低下などが直接の原因として指摘されている。

一般的に、不妊手術は6〜12ヵ月齢の間に施されるが、最近では早期（8週齢〜）の施術も珍しくない。早期の不妊手術に伴うさらなる肥満リスクの上昇を懸念する声もあるが、Rootら（1995）が猫で行った不妊手術を受けた年齢と代謝率を比べた研究では、7週齢と7ヵ月齢群に有意な差はみられなかった。いずれにしても、不妊手術以降は、体重の緻密な管理、低脂肪・低カロリー食の給与（Nguyen et al. 2004）、給与量・給与方法、運動量の調整、および飼い主への指導の徹底を特に心がけたい。

1　ライフステージと栄養

【参考文献】

1) German AJ. 2006. The growing problem of obesity in dogs and cats. *J Nutr* 136 : 1940-1946.

2) Howe LM, Slater MR, Boothe HW, 2000. Long-term outcome of gonadectomy performed at an early age or traditional age in cats. *J Am Vet Med Assoc* 217 : 1661-1665.

3) Howe LM, Slater MR, Boothe HW, 2001. Long-term outcome of gonadectomy performed at an early age or traditional age in cats. *J Am Vet Med Assoc* 218 : 217-221.

4) Kanchuk ML, Backus RC, Calvert CC, et al. 2002. Neutering induces changes in food intake, body weight, plasma insulin and leptin concentrations in normal and lipoprotein lipase-deficient male cats. *J Nutr* 132 : 1730S-1732S.

5) Kearns RJ, Hayek MG, Turek JJ. 2000. Effect of age, breed and dietary omega-6 (n-6) and omega-3 (n-3) fatty acid ratio on immune function, eicosanoid production, and lipid peroxidation in young and aged dogs. *Vet Immunol and Immunopathol* 69 : 165-183.

6) Laflamme DP. 2012. Companion Animals Symposium : Obeisty in dogs and cats : What is wrong with being fat ? *J Anim Sci* 90 : 1653-1662.

7) Legrand-Defretin V, Munday HS. 1993. In : Burger IH, ed. *Feeding Dogs and Cats for Life. The Waltham Book of Companion Animal Nutrition*, Oxford : Pergamon Press, 57-68.

8) Lewis LD, Morris Jr ML. Hand MS. 1987. Dogs-feeding and care. In : Hand MS, Thatcher CD, Remillard RL, at al. eds. *Small animal clinical nutrition* Topeka, KS : Mark Morris Institute, 3.1-3.32.

9) Loveridge GG, Rivers JPW. 1989. pp. 113-132. "Bodyweight changes and energy intakes of cats during pregnancy and lactation." In : Burger IH, Rivers JPW. eds. *Nutrition of the Dog and Cat*. Cambridge : University Press.

10) Lund E, Armstrong P, Kirk C. 2006. Prevalence and risk factors for obesity in adult dogs from private US veterinary practices. *Intern J Appl Res Vet Med* 4 : 177-186.

11) Lund E, Armstrong P, Kirk C. 2006. Prevalence and risk factors for obesity in adult dogs from private US veterinary practices. *Intern J Appl Res Vet Med* 4 : 177-186.

12) Pittari J, Rodan I, Beekman G, at al. 2009. American Association of Feline Practitioners. Senior Care Guidelines. *J Feline Med Surg* 11(9) : 763-778.

13) Root MV, Johnston SD, Olson PN. 1996. Effect of prepuberal and postpuberal gonadectomy on heat production measured by indirect calorimetry in male and female domestic cats. *Am J Vet Res* 57(3) : 371-374.

14) Spofford N, Mougeot I, Elliott DA, et al. 2014. A moderate fat, low-energy dry expanded diet reduces gain in body condition score when fed as part of a post neutering weight-control regimen in growing pet cats. *J Nutr Sci* 3 : e40.

15) Trayhurn P, Wood IS. 2005. Signaling Role of Adipose Tissue : Adipokines and Inflammation in Obesity. Biochem. *Soc Trans* 33(5) : 1078-1081.

16) Diet Considerations for Pregnant and Nursing Cats. http://www.hillspet.com/en/us/cat-care/nutrition-feeding/what-to-feed-pregnant-and-nursing-cats （アクセス日 : 2016/9/1）

17) Feeding your dog during pregnancy. https://www.purina.co.uk/dogs/health-and-nutrition/pregnancy/feeding-your-pregnant-dog （アクセス日 : 2016/9/1）

18) What to Feed Your Pregnant or Nursing Dog. http://www.hillspet.com/en/us/dog-care/nutrition-feeding/what-to-feed-a-pregnant-dog （アクセス日 : 2016/9/1）

練習問題

問題13 ライフステージと栄養に関して、正しい記述はどれか。

① 老犬・老猫ではできる限りタンパク質を制限する。

② 犬と猫では猫の方が妊娠同化作用が高いため、妊娠5〜6週目あたりから徐々に給餌量を増やすことが重要である

③ 人工哺乳の新生子は自然哺乳のものに比べ離乳期が早い。

④ 犬猫の肥満は代謝性疾患・がん・慢性炎症のリスクを増加させる。

⑤ 成長期の子犬では自由採食法が適切である。

（解答はP.153参照）

2 猫の栄養特性

要約・重要事項

真正肉食動物である猫の栄養要求は犬とは異なる。

成猫のタンパク質要求量は成犬のそれの約2倍であり、主として摂取した非必須アミノ酸から糖を新生してエネルギー要求を満たす。そのため、肝臓における糖質の処理能力に限界がある。脂肪酸、ビタミン類ならびにミネラル類の要求も犬とは異なり、特殊な栄養要求と代謝を理解した食事管理が重要となる。

Keyword

- 真正肉食動物
- グルコキナーゼ活性
- アルギニン
- タウリン
- アラキドン酸
- ビタミンA
- 猫下部尿路疾患（FLUTD）
- ストルバイト結石
- シュウ酸カルシウム結石

1 猫の栄養要求の特性と代謝

家畜化したリビアヤマネコが、イエネコの起源といわれている。分類学上、猫と犬は肉食動物に分類されるが、家畜化に伴い犬は雑食傾向を強くした一方、イエネコ（猫）は、その代謝特性から肉食動物（真正肉食動物）である。

猫は単独で狩りをする動物で、野生の猫は小さな齧歯類、ウサギ、鳥、は虫類、昆虫などを捕食する。小型ヤマネコは1日のうちに間欠的に狩りをして捕食し、エネルギー要求を満たすといわれている。

（1）炭水化物代謝

猫の唾液中にはアミラーゼが含まれず、膵アミラーゼも犬の約5%しか産生されない。また、果糖は利用できず、ブドウ糖も肝臓におけるグルコキナーゼ活性が低く、グルコース-6-リン酸への変換能力が限定的なため、ブドウ糖からグリコゲンを作ったり酸化したりする能力に限界がある。しかし、健康な猫ではα-化したデンプンは利用可能で、炭水化物含有量が35%（乾物量分析値：DM）程度の食事ならば問題ない。さらに、炭水化物は繁殖期の雌猫の乳汁産生に必要であると考えられている。

食物繊維は、健康な胃腸機能を維持するために役立つ。腸管の蠕動運動を促進し、結腸内微生物の発酵により短鎖脂肪酸を生じ上皮細胞に直接エネルギーを供給する。適切なレベルの発酵性繊維を成長期に摂取することは腸管組織の発達に貢献するといわれている。

健康な成猫の繊維質の推奨値は、粗繊維5%DM以下である。減量が必要な肥満猫では粗繊維（DM）含有量を上昇させる。

食物繊維による腸の蠕動運動の促進は、便秘（巨大結腸症）予防に有益である。

また、食物繊維は糖尿病、高脂血症の管理にも有益である。

表2-2-1　猫の発育期および維持期における粗タンパク質AAFCOの推奨値

ライフステージ	粗タンパク質AAFCOの推奨値
発育期	30％DM＜※、またはタンパクカロリーは7.5g／100kcal＊
成猫維持期	26％DM＜※、またはタンパクカロリーは6.5g／100kcal＊

※エネルギー密度400kcal／100gMEの場合、＊エネルギー密度450kcal／100gMEの場合

表2-2-2　猫の必須アミノ酸

アミノ酸名	役割と欠乏症など
アルギニン	尿素回路の必須因子。欠乏では短時間で高アンモニア血症が生じ、アンモニア毒素により重篤な症状を呈する。
メチオニンとシスチン（含硫アミノ酸）	特に成長期において必要量が高い。 これらのアミノ酸の要求量が高い理由は十分にはわかっていない。 メチオニンは自家製食を給餌されている猫に欠乏する危険性がある。メチオニン欠乏症は、発育不全および口や鼻の粘膜接合部分の皮膚炎などがあげられる。
タウリン	必須アミノ酸の一種で、他のアミノ酸（メチオニンとシステイン）から合成する能力が低い。 網膜、心臓、神経、生殖、免疫調節などの役割を持つ。欠乏により、中心性網膜変性（FCRD）、精巣発達不全と発育遅延、拡張型心筋症（DCM）などを起こす。 米国飼料検査官協会（AAFCO）の推奨値：ドライフードでは1,000mg／kg、モイストフードでは2,000mg／kg（ppm）。 モイスト製品のタウリン含有量は2,500ppmを推奨している場合が多い。

(2) タンパク質代謝と要求量

　維持のためのタンパク質必要量は犬よりも高い。タンパク質要求量は離乳期に高く、成熟するに従い徐々に減少する。

　発育期の子猫のタンパク質必要量は、子犬の1.5倍だが、成猫になると成犬の2倍の維持量が必要である。とりわけ、子猫時には含硫アミノ酸を十分に摂取する必要があるため、食物中の動物性タンパク質の割合を19％以上にする必要がある（表2-2-1）。

　高齢猫では腎臓病発生率が高いこと、また腎臓病の早期発見が困難なことから、高齢猫には生物学的利用能の高いタンパク質を適正レベルまで制限した食事を与えることが良いとされている。タンパク質源は主として動物性タンパク質であることから、タンパク質制限はリンの制限にもつながり、これにより、潜在性の腎臓病の進行を遅らせることが可能と考えられる。

　健康な高齢猫に対する米国飼料検査官協会

（AAFCO）のタンパク質推奨値は確立されていない。老齢猫の除脂肪体組織、タンパク合成、ならびに免疫機能を維持するために、必要十分なタンパク質を摂取し、タンパク質カロリー不足を避けるべきである。

　しかし、高タンパク質のフードを与えると低カリウム血症を起こすリスクも指摘されている。そのため、タンパク質を補充する場合には、量ではなく質を改善する。市販のキャットフードのタンパク質レベルは含有するタンパク質の消化率やタンパク質価を考慮し、高齢猫の最適タンパク質量が解明されるまでは、中程度（30～45％）とすることが望ましい。

　猫のタンパク質必要量が高い理由は、肝臓でアミノ酸からグルコースを持続的に産生（糖新生）しているからである。食事中タンパク質の一定量が常に異化されエネルギーとして利用されている。糖新生には、セリンなどの非必須アミノ酸を利用する。セリンは、畜肉・家禽肉、

表2-2-3　猫の必須脂肪酸

必須脂肪酸	ω-分類	特記事項
リノール酸	ω-6	Δ6デサラテュラーザ不足のためAA合成が限定的
アラキドン酸（AA）	ω-6	動物性油脂に含有 γ-リノレン酸（月見草油）からの合成は可能
α-リノレン酸	ω-3	アマ二油に豊富に含有
DHA（限定的）	ω-3	冷水域海産魚油、ミドリイガイに豊富に含有

表2-2-4　脂肪酸のAAFCOの推奨値（発育期と成猫期共通）

脂肪酸	AAFCOの推奨値（発育期と成猫期共通）
リノール酸	0.5％乾物（DM）＜※、または0.125g/100kcal食物中エネルギー＜*
アラキドン酸	0.02％乾物（DM）＜※、または0.005g/100kcal食物中エネルギー＜*

※エネルギー密度 400kcal/100gMEの場合、＊エネルギー密度 450kcal/100gMEの場合

乳製品、および鶏卵中に豊富に含まれる。

　必須アミノ酸のうち、特記すべきものとして、アルギニン、メチオニン、シスチン、タウリンがあげられる（表2-2-2）。

　猫は犬と異なり、タウリンを他のアミノ酸から合成する能力が低いうえに、胆汁酸の腸−肝循環でタウリンのロスが大きく欠乏しやすい。猫の肝酵素はグリシンを利用せず、胆汁酸をタウリンに抱合する。腸内に分泌された胆汁酸塩の大半は吸収され肝臓へ戻るが、抱合されない場合、タウリンは再吸収されずに糞便として排泄、または腸内微生物により分解される。

　雌猫のタウリン欠乏症は、繁殖および胎子の発育障害を生じる。タウリン不足の母猫から生まれた子猫は生存率が低く、小脳性発育不全、後肢発達異常などが生じる。生まれても子猫は小さく虚弱であることが多い。動物性タンパク質にはタウリンを豊富に含むが、植物性タンパク質には含まれない。

(3) 脂肪代謝と要求量

　猫の脂肪の利用能は高い。猫は、リノール酸（ω-6脂肪酸）からアラキドン酸を合成する能力が低いため、リノール酸、α-リノレン酸とともにアラキドン酸も必須脂肪酸である（表2-2-3）。アラキドン酸は動物性油脂に豊富に含まれる。

　植物性油脂は、アラキドン酸を含まないが、一部の植物油はその前駆物質であるγ-リノレン酸を含有するものがある。

　脂肪の摂取は3つの点で重要である。①必須脂肪酸の供給、②脂溶性ビタミンの運搬と吸収、③エネルギーの供給。

　発育期には、ドコサヘキサエン酸；DHA（ω-3系列）も必要とする（表2-2-3）。DHAは正常な神経発達に必須であるといわれている（Baner 2006）。α-リノレン酸（ω-3系列）は、おそらくすべての動物に必要であるが、その最低必要量は決定されていない。

　AAFCOの推奨値（発育期と成猫期共通）は、粗脂肪9.0％DM以上、リノール酸0.5％DM＜、アラキドン酸は、0.02％DM＜である（表2-2-4）。肥満でなければ、脂肪含有率18～35％DMでエネルギー濃度が4.5kcal ME/g以上のフードを推奨する。

　しかし、脂肪の過剰摂取は肥満の原因となる

2　猫の栄養特性

表2-2-5　要注意ビタミンとその要求の特徴

要注意ビタミン	猫のビタミン要求の特徴
ナイアシン	犬と異なり、猫はトリプトファンから変換する能力が低い。 必要量は犬の約4倍である。動物性タンパク質の中に多く存在する。
ビタミンA	猫はβ-カロテンを分断してビタミンAに変換する酵素が欠如している。
ビタミンB$_1$	生の魚介類にはビタミンB$_1$を破壊する酵素（チアミナーゼ）が含まれるため、生魚の多量給餌は避ける。
ビタミンD	合成に必要な7-デヒドロコレステロールが皮膚中に不十分なため、ビタミンD源を毎日の食事に必要とする。ビタミンDは動物の肝臓や動物脂肪中に豊富に含有される。

表2-2-6　エネルギー濃度が400kcal／100gの食事における推奨値

ミネラル類	AAFCO発育期必要量	AAFCO成猫期必要量
カルシウム	1.0％DM<	0.6％DM<
リン 〔比率…Ca：P＝1.2：1〕	0.8％DM<	0.5％DM<
ナトリウム	0.2％DM<	0.2％DM<
クロライド	0.3％DM<	0.3％DM<
カリウム	0.6％DM<	0.6％DM<
マグネシウム	0.08％DM<	0.04％DM<

ため、ボディコンディションスコア（BCS）が3/5になるよう（P.33参照）、給餌する脂肪の量を調節する。猫は特に酸化脂質による弊害を受けやすい。多価不飽和脂肪酸を多量に含むフードは、ビタミンEが不十分な場合、汎脂肪織炎（黄色脂肪症）を起こすと考えられている。

（4）ビタミン代謝と要求量

　主な要注意ビタミンと、その特徴は**表2-2-5**のとおりである。

（5）ミネラル代謝と要求量（表2-2-6）

a．カルシウム（Ca）とリン（P）

　犬とは異なり、エネルギー過剰を伴うCa過剰が子猫に成長期整形外科疾患を発症することは報告されていない。しかし、Ca過剰の場合、マグネシウム（Mg）の利用能が低下する。

　動物性タンパク質のみを与えると、Ca欠乏とP過剰となり、栄養性二次性上皮小体機能亢進症を起こす。その結果、骨の成長を妨げ、跛行と痛みが伴い、運動拒絶を生じる。このような場合はバランスの適正なフードに直ちに切り替える必要がある（**表2-2-6**）。

　食物中のPは猫のストルバイト結石、および腎臓病を管理するうえで重要な栄養素である。成猫のストルバイト尿石症のリスクは高く、その予防には尿pHを適度に下降させ、食物中MgとPを制限する。食物中Pの過剰が腎障害の原因かどうかは特定されていないが、明らかに腎臓病の進行を加速させる（Ross et al. 2006）。

　Pの制限は腎臓の負担を減らし、潜在性の腎臓病の進行を遅延できる。

b．ナトリウム（Na）とクロライド（Cl）

　猫の自然界での獲物中に含まれるナトリウム（Na）量は低く、1日に必要なNa量は**表2-2-6**

に示すとおりである。

ヒトでは、Na過剰摂取は高血圧症と関係し、腎臓病や心臓病の悪化要因となるため、Naの過剰を避けることが健康上重要であると考えられている。猫では高Na食（＞1.0％DM）を与えることが飲水量の増加を促し、それが尿比重の低下と関連し、中年までの猫の下部尿路疾患（FLUTD）リスクを低減させるかもしれない。一方で、高Naの長期摂取は潜在性の腎臓病の進行を助長するという報告がある（Kirk et al. 2006）。

さらに、Naの摂取量の増加は尿中Caの排泄量の増加を招く危険性がある。これが猫のシュウ酸カルシウム尿石症に関係するかどうかに関しては不明である。このように高Na摂取の是非に関しては論争があるが、Naを適正レベルに制限することに有害性はないため、Na（食塩）の摂取過剰は避けることが賢明である。

なお、腎臓病の猫においてはNaとClの過剰摂取を避けることが重要であることは共通の認識となっている。したがって、腎機能の低下を示す徴候を認めた場合、低NaCl含量の食事に変更することが推奨される。

c. カリウム（K）

猫のカリウム（K）必要量は、食物中のタンパク含量および酸塩基緩衝能（目標尿pH）により異なる。

全ライフステージ用のフードの目標尿pH値は成猫を対象としているため、K含量が子猫にとって適切でないかもしれないため注意が必要である。

健康な成猫の食物中K必要量は、0.6％DM以上である。高齢猫では腎機能が低下するとKの要求量が増加するため、食物中K濃度を増量することが推奨される。

d. マグネシウム（Mg）

成猫のマグネシウム（Mg）必要量はAAFCOでは0.04％DM＜を推奨している。Mgは必須栄養であるが、ストルバイト結石（リン酸アンモニウム・マグネシウム）の主成分でもある。猫は犬と異なり、無菌性ストルバイト尿石症を発症する頻度が高い。尿中にストルバイト結晶がみられる場合、FLUTDのリスクとなる。これに配慮して、市販のキャットフードではMg含量を制限（P.74参照）し、尿を酸性化する工夫がされている。

一方、高齢期における過度の食物中マグネシウム制限（0.04％MD以下）は、シュウ酸カルシウム結石のリスクを高める。よって、高齢猫では極度のMg制限は避けるべきである。

(6) 水分

イエネコは、摂取した水を温存する能力が高い。特に尿を高度に濃縮することにより、水分保持をする。しかし、この高い尿濃縮能は口渇に対する感受性を弱め、その結果、尿を高度飽和状態にし、尿結晶、尿石症、またはその両方の特性を併せ持つFLUTDへの危険性を高める。

一般的に、猫の水分摂取量は1mL／kcal MEが推奨されているが、ドライフードを与える場合は多くの水を必要とする（1.5〜2mL／g）。しかし、猫は、脱水に対して鈍感といわれ、水を飲むことで水分摂取量の補正を十分に行うことができない傾向がある。FLUTD、とりわけ猫の特発性膀胱炎（FIC）は、水分摂取量の少ない個体では再発を繰り返しやすいといわれている。清潔で新鮮な水を利用しやすい場所（複数箇所）に常に用意し、水分摂取を促すことが重要である。ウエットフードの給餌は、自然な水分摂取量の確保および尿量を増加させることに役立つ。

猫は、加齢により喉の渇感がさらに鈍感にな

り、飲水量が低下する傾向がある。高齢猫の腎機能低下は一般的で、尿濃縮能障害による水分損失量が増加する。これらにより、脱水症状が進行する。慢性的な脱水症状は体温調節能の低下、代謝障害や、潜在性の疾患を悪化させるリスクを高める。

2 エネルギー要求量

子猫のエネルギー要求は高いが、胃容量が小さいのでエネルギー密度が高い（4.0〜5.0kcal ME/g）高消化性フードの給餌が必要である。

若年〜中年期猫は理想ボディコンディションスコア（BCS 3/5）と体重を維持することが重要である。

平均1日あたりエネルギー要求量（DER）は、係数×RER（安静時エネルギー要求量）で、一般的には60〜80kcal/kg（体重）である。計算にて求めたエネルギー量は、あくまで目安とし、観察と補正によってDERを求めることが重要である。

中年期の猫（7〜8歳齢）には、肥満（BCS 4/5〜5/5）が多く、肥満猫の死亡率は適正体重の個体に比較して高くなるといわれ、カロリーのコントロールによる肥満防止が長寿と健康に重要である。

加齢に伴い除脂肪体組織が減少し、基礎代謝率および活動性が低下すると、エネルギー必要量が減少する。11歳齢以降の高齢域では体重不足の猫が増加する。個々の老齢猫において、最適体重とBCS（3/5）を達成するフードを推奨する。老齢猫では膵酵素分泌が低下するため脂肪の消化能が減少する。

活動レベルの差異はエネルギー要求量に影響する。一般的に、室内飼育の猫は屋外飼育よりも活動度およびDERが低い。ケージ飼育の場合のDERは、RERとほぼ同じである（P.48、**表2-3-2**参照）。不妊・去勢手術は活動度の低下

やホルモンのメカニズムにより基礎代謝が低下し、エネルギー要求量は手術前に比較し20〜30％低下する。

環境温度が適温から逸脱した場合にDERは大きく変化する。寒冷な（5〜8℃）場合は、RERの2〜5倍が必要になる。また、非常に高温（＜38℃）になると、フード摂食量は15〜40％減少する。

3 尿のpH

（1）成長期の子猫

発育期には骨のリモデリングが活発に行われており、骨代謝で発生した水素イオンの過剰部分を尿中に排泄する関係上、子猫の尿pHは低く、ストルバイト尿石症のリスクが低い。

したがって、子猫に高度に尿を酸性化する成猫用フードを与えると骨の発達を妨げ、成長率および体重増加が遅延する危険性がある。

子猫には、尿pHを6.2未満にするフードを与えるべきではない。

（2）若成年〜中年の成猫

フードの原材料および給餌法は、猫の尿pHに影響する。動物性タンパク、コーングルテン粉、ミネラル塩、メチオニン（含硫アミノ酸）、リン酸は尿pH値を下げる因子である。

ストルバイト結石発生のリスクは、尿pH値が6.5未満の場合大きく減少する。しかし、低い尿pH（6.0以下）が持続した場合、代謝性アシドーシスが進行し、骨の脱灰、尿中へのCaおよびK損失を生じ、シュウ酸カルシウム尿石症のリスクが増加する。1日に2回の給餌法では食後数時間に尿pH値が上昇（一過性アルカリ尿）するが、自由採食法はそれを減少させ、尿pHの変動を小さくする。

市販のキャットフードの多くは、原材料を調整し目標尿pHを調整している。正常な尿pH値

は成猫のストルバイト結晶ならびにシュウ酸カルシウム結晶の析出リスクを減少する。

（3）高齢～老齢猫

　高齢猫では、ストルバイト尿石症のリスクは低下するが、シュウ酸カルシウム尿石症および腎臓病のリスクが増加するので、尿酸性化能のやや低いフードが推奨される（尿pH：6.4～6.6）。

【参考文献】

1）Roudebush P, Goldston RT, Debraekeleer J, et al. 2001. Section III Nutritional management of normal pets. In : Hand MS, Thatcher CD, Remillard RL, eds. *Small animal clinical nutrition*, 4th ed. Topeka, KS : Mark Morris Institute.

2）Laflamme DP. 2006. Understanding and managing obesity in dogs and cats, Dietary Management and Nutrition, *Vet Clin North Am Small Anim Pract* 36（6）: 1283-1295.

3）Armstrong PJ. & Lund E. 1996. 老化に伴う体構成成分とエネルギー並行の変化. Changes in body composition and energy balance with aging. MVM 5（26）: 56-61.

4）ペットフード公正取引協議会. 2000. ペットフードの表示に関する公正競争規約・施行規則 解説書.

5）坂根 弘. 2012. 連載講座：基礎栄養学（7）犬・猫のエネルギー要求量, ペット栄養学会誌4（2）: 88-97.

6）Smith D. 2006. Nutritional management of chronic renal disease in dogs and cats, Dietary management and nutrition, *vet Clin North Am Small Anim Pract* 36（6）: 1376-1384.

7）Ross SJ et al. 2006. Clinical evaluation of dietary modification for treatment of spontaneous chronic kidney disease in cats. *J Am Vet Med Assoc* 229（6）: 949-957.

8）Bauer JE. 2006. Update on Essential Fatty Acids, *Proceedings of Hill's Symposium on Dermatology*. 11-15.

9）坂根 弘. 2002. 連載講座：犬・猫の臨床栄養（7）食餌性繊維質. ペット栄養学会誌5（2）: 91-98.

10）Kirk CA. & Bartges JW. 2006. Dietary management and nutrition. *Vet Clin North Am Small Anim Pract* 36（6）.

11）Osborne CA. & Finco DR. 1995. Canine and feline nephrology and urology, Williams & Wilins.

12）Kirk CA. Jewell DE, Lowry SR. 2006. Effects of sodium chloride on selected parameters in cats. *Vet Ther* 7（4）: 333-346.

練習問題

問題14　猫の栄養要求で必須でないものは、次のうちどれか。

① アラキドン酸

② タウリン

③ ビタミンA

④ リノール酸

⑤ セリン

（解答はP.153参照）

3 エネルギー要求量

要約・重要事項

疾病の有無にかかわらず、内部環境を一定の状態に保つことは、動物の健康維持のために必要不可欠である。各個体のエネルギー要求量を把握することで、適切な給餌量を推測し、体重の維持、減量、成長、泌乳、身体活動など、安全に遂行することができる。

エネルギー要求量を求める数々の測定法や推定式があるが、いずれも体格や代謝の個体差に十分に対応できないことから、あくまでも目安として利用し、十分なモニタリングを怠らないようにする。

Keyword

- □ エネルギー摂取量
- □ 安静時エネルギー要求量（RER）
- □ 維持エネルギー要求量（MER）
- □ 1日あたりエネルギー要求量（DER）

エネルギー要求量は、一定の生理学・環境状況下においてのエネルギー摂取量、または消費量に相当する。

エネルギーは、動物のあらゆる生命活動を介して変化し、①食物からのエネルギー吸収、②排尿・排便に際するエネルギー消費、③代謝や運動による熱産生、④組織の再生によるエネルギー同化、⑤泌乳を介してのエネルギー分泌、など様々である。

エネルギー要求量の最良の測定方法は、体重の安定した動物の食事からエネルギー摂取量を測ることである。この方法は、高度な技術や設備を要さないが、体重の安定を証明するための長期観察が必要であるという欠点がある。

エネルギー消費を反映する熱産生（直接熱量測定法）や、二酸化炭素排出量・酸素消費（呼吸熱量測定法・間接熱量測定）などを測定する装置も存在するが、高度な技術や設備を要することから一般の医療施設では普及していない。

代わりにいくつかの方程式を用いて算出されるが、数々の推測を基に確立された方程式だということを踏まえて、限界を認識し、あくまでも目安のツールとして使用することが重要である。

1 体重に基づいたエネルギー消費・要求量測定法

18世紀にはエネルギー代謝と体重・体表面積の関係の研究が始まっていた。

熱は、体表面から放出され、その速度は体表面積に比例する。体表面積は体重を基に求められる（体重$_{kg}^{0.67}$）。基礎代謝（BM）において、熱生産は消費エネルギーに相当する。

しかし、体型によって体表面積が異なることから、Kleiber（1961）の熱生産と体重の相関を調べた研究の「代謝体重」（体重$_{kg}^{0.75}$）を起用した、次の式で表される。

$$\text{BER（ヒト以外の恒温動物ではRER）}_{kcal} = 70 \times \text{体重}_{kg}{}^{0.75}$$

BER：基礎エネルギー要求量
RER：安静時エネルギー要求量

2 エネルギー消費

（1）基礎代謝（Basal Metabolism；BM）・基礎エネルギー要求量（Basal Energy Requirement；BER）

恒温動物が眠らず安静にしている状態で消費する熱量（BM）、生命活動維持に必要なエネルギー（BER）を指す。

絶食時の消化が不活性な状態を表し、暑くも寒くもない快適な環境温度下（温熱的中性圏）における臓器（消化器以外）の働き、細胞の活動、呼吸、循環などに必要なエネルギーを示す。

（2）安静時エネルギー要求量（Resting Energy Requirement；RER）

非絶食動物が、温熱的中性圏において、眠らず安静にしている状態で生命活動維持、食物の消化・吸収および代謝に必要なエネルギーを指す。

ヒト以外の動物では、絶食を保つことは困難であるため、一般的に、BERはRERに相当する。

（3）維持エネルギー要求量（Maintenance Energy Requirement；MER）

動物を維持状態に保つために消費するエネルギーを指す。生命維持や採食に加え、突発的な自発行動（立つ、座る、寝転ぶ、飲む、食べる、排尿、排便）も含まれる。体重を維持し、運動や労役をしない状態を指す。これは、アロメトリー式を用いた、次の式で表される。

$$\text{MER}_{kcal} = 132 \times \text{体重}_{kg}{}^{0.75}$$

文献によっては、運動、身体活動、成長、妊娠、泌乳を含めた1日あたりエネルギー要求量（Daily Energy Requirement；DER）をMERという場合もある。この場合、RERに適切な係数を乗じて求めたものを指す。

3 1日あたりエネルギー要求量

1日あたりエネルギー要求量（DER）の推定方法は数通りあるが、いずれも推定式であり、個体によって同じ体重、同じ環境下でもDER値が異なる。

したがって、推定方法の選択によって生じる誤差は、さほど問題ではないと考えられる。本書では、米国で最も普及しているRERに基づいたクライバー（Kleiber）推定式（1961）を用いる。

（1）RERからの推定方法

犬猫の様々なライフステージやライフスタイルに応じた係数（表2-3-1、2）を乗じて求める。

RER推定式は、主に下記が用いられるが、後者②は、2～25kgの動物にしか適応しない。

①	$70 \times \text{体重}_{kg}{}^{0.75}$	（Kleiber 1961）
②	$30 \times（\text{体重}_{kg}）+70$	（Thatcher et al. 2000）

表2-3-1　RER、ライフステージと係数を用いた1日あたりエネルギー要求量推定式（犬）

犬	子犬（0～4ヵ月齢）	＝3.0×RER
	4ヵ月齢～成犬	＝2.0×RER
	成犬	＝1.8×RER
	成犬（不妊・去勢済み）	＝1.6×RER
	肥満のリスクがある成犬	＝1.2～1.4×RER
	減量用	＝1.0～1.2×RER（理想体重のRER）
	体重増加用	＝1.2～1.8×RER（理想体重のRER）
	活発・使役犬	＝2.0～5.0×RER
	重篤・安静時	＝1.0×RER

3　エネルギー要求量

表2-3-2　RER、ライフステージと係数を用いた1日あたりエネルギー要求量推定式（猫）

猫	子猫（0〜4ヵ月齢）	＝2.5×RER
	4ヵ月齢〜成猫	＝2.0×RER
	成猫	＝1.4×RER
	成猫（不妊・去勢済み）	＝1.2×RER
	肥満のリスクがある猫	＝1.2〜1.4×RER
	減量用	＝0.8×RER（理想体重のRER）
	体重増加用	＝1.2〜1.8×RER（理想体重のRER）
	重篤・安静時	＝1.0×RER

【参考文献】

1) Kleiber M. 1961. The Fire of Life. New York : John Wiley and Sons, Inc.
2) Thatcher CR, Hand MS, Remillard RL. 2010. An iterative process. In : Hand MS, Thatcher CR, Remillard RL, et al. eds. *Small animal clinical nutrition*, 5th ed., Topeka, KS : Mark Morris Institute, 3-21.
3) National Research Council（NRC）. 2006. Nutrient requirements of dogs and cats. Washington, DC : National Academy Press.

（2）米国学術研究会議（National Research Council；NRC 2006）推定式

　犬猫の様々なライフステージやライフスタイル、品種に応じた推定式である。

成犬	$130 \times 体重_{kg}^{0.75}$
活発な若年犬	$140 \times 体重_{kg}^{0.75}$
安静な成犬	$95 \times 体重_{kg}^{0.75}$　　　　など
痩せ猫	$100 \times 体重_{kg}^{0.67}$
過体重猫	$130 \times 体重_{kg}^{0.40}$

　特に猫では上記の方程式が推奨されている。

確認事項

□ RERとMER（DER）の違いについて
□ ライフステージやライフスタイルに応じた係数について

練習問題

問題15　2kgの健康な4ヵ月齢のプードル犬のRERを求めよ。

問題16　同じ犬のMER（DER）を求めよ。

（解答はP.154参照）

48

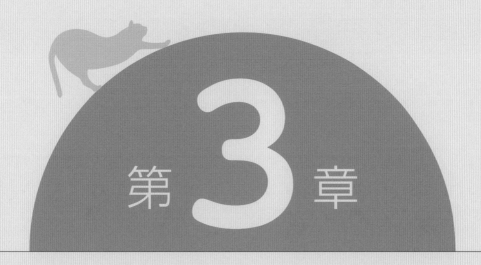

第3章

疾病と栄養

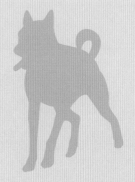

1 消化器疾患（口腔、胃、腸、肝臓、膵臓）

要約・重要事項

口腔衛生管理にフードが関与できることは歯垢・歯石の蓄積減少である。
嘔吐・下痢は症状名であるので、それぞれの原因に合わせた食事管理が必要であるが、腸が動いているのであれば腸を利用する。肝疾患は高アンモニア血症の有無で食事管理が異なる。膵炎の食事管理の基本は低脂肪である。

Keyword

□ 歯垢・歯石　　□ 電解質補給　　□ 高アンモニア血症　　□ 非経口栄養
□ 嘔吐　　　　　□ 下痢　　　　　□ 肝炎　　　　　　　　□ 肝硬変　　□ 膵炎

1 口腔

歯周病の全身への影響が報告されており、例えば、犬における前向き研究では、歯周病の発症と腎臓、肝臓および心臓の僧房弁／三尖弁における炎症性組織学的病変の程度に有意な関係があることなども報告されている（DeBows et al. 1996；Pavlica & Petelin 2003）。

歯周病に対しては歯垢の蓄積を減少させること、およびそれによる歯石形成の予防が効果的である。例えば、猫に1日1回、または週に2回ブラッシングした歯では歯石の蓄積が95％減少することが報告されている（Richardson 1965）。しかしながら、毎日あるいは定期的にブラッシングを行うことはなかなか簡単ではない。

食事あるいは栄養によって歯垢・歯石の減少に関与できる機会は、ドライフードや歯磨きおやつなどの形状や性状による物理的なブラッシング効果と、ポリリン酸塩などのキレート効果によるカルシウムの捕捉がある（図3-1）。

歯磨き効果のあるドライフードや、おやつはペットフードメーカー各社で研究開発され、市販されている。

ポリリン酸ナトリウムなし

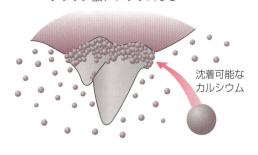

沈着可能なカルシウム

ポリリン酸ナトリウムあり

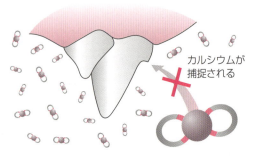

カルシウムが捕捉される

キレートされたカルシウムイオンは、歯石の形成に利用されない。

図3-1　ポリリン酸ナトリウムと唾液中のカルシウム

表3-1-1　症例別にみる下痢の要因

症状		要因
嘔吐	急性	食物有害反応（不注意：急いで摂食、異物の摂食など、不耐症：急な食事の変更、食物アレルギーなど）、薬物（抗生物質、抗炎症剤など）、消化管の炎症（感染性腸炎など）、十二指腸潰瘍、消化管の閉塞、全身性疾患（尿毒症、肝不全、敗血症、アシドーシスなど）、腹腔内病変（膵炎、腹膜炎など）、内分泌疾患、神経疾患、毒物など
	慢性	食道疾患、感染性疾患、代謝性疾患、炎症性疾患、閉塞性疾患、腫瘍性疾患、神経性疾患、腸運動障害など
下痢	小腸性	感染性腸炎（ウイルス性、細菌性など）・炎症性腸疾患・リンパ管拡張症などの小腸疾患、膵外分泌不全・膵炎などの膵臓疾患、肝不全などの肝疾患、食物不耐症・食物アレルギーなどの食事性の疾患など
	大腸性	感染性腸炎（ウイルス性、細菌性など）・炎症性腸疾患・組織球性潰瘍性大腸炎などの大腸炎、リンパ腫・腺癌などの大腸腫瘍、巨大結腸症・狭窄などの閉塞性大腸疾患、肛門嚢炎などの肛門周囲疾患、食物不耐症・食物アレルギーなどの食事性の疾患、急な食事の変更や食べ過ぎなど

2　嘔吐・下痢

「嘔吐」も「下痢」も特定の病気ではなく"症状"を指す言葉であり、その原因は様々である（表3-1-1）。

(1) 急性消化器疾患に対する食事管理

急性消化器疾患に対する食事管理の考え方には主に以下の2種類がある。

a. "腸を休める" すなわち経口摂取を制限する

患者が水を嘔吐している場合、脱水している場合、あるいは電解質／酸塩基平衡の失調が明らかな場合には、その患者は絶食させ、非経口的な輸液を投与すべきである（Marks et al. 2000）。ハルトマン氏液や0.9％食塩水などが適している。

患者が嘔吐していなければ、経口的にグルコース−電解質水和液を投与することができる。しかし、脱水の徴候（＞5％）がある場合や、患者が消耗しており飲むのを嫌がる場合には、非経口的な輸液を検討する。

どちらの症例でも患者は絶食させる。つまり

24時間は食物を与えないでおくべきである。その後24～72時間かけて、口あたりの良い低脂肪の食事を少量ずつ頻回に分けて与える。

例えば、炊いた米、あるいはパスタと茹でた脂肪の少ない肉（チキンあるいはターキー）を1対1で合わせたもの、卵、あるいは低脂肪のカッテージチーズなどである。

牛乳と乳製品は乳糖濃度が高いため制限すべきである。別の方法としては、脂肪濃度が低く、消化率の高い特別な食事（療法食など）を与える。

急性消化管疾患の患者に与える食事は、消化率を確実に高めるため繊維含有量を制限する。電解質の喪失が予想されるため、食物中のカリウム、ナトリウム、クロールの濃度は増加させる必要がある。臨床症状が改善したら、3～5日かけて通常の食事を段階的に再開することができる。

b. 下痢を起こしているときの給与

もう一つの方法は、臨床症状が存在したとしても動物に食事を与え続ける方法である。この

1　消化器疾患（口腔、胃、腸、肝臓、膵臓）

表3-1-2　下痢を起こしているときに奨励される食事

食事の種類	説　明
高カロリーの高栄養食	犬や猫は脂肪の消化・吸収能力が高いため、一部の病態を除いて特に脂肪を制限する必要はない。消化管の負担を減らすには、高カロリーの高栄養食を与えて食事量を減らすことが有効である。 特に体重減少がみられる場合は高カロリーの高栄養食が推奨される。 また、子犬や子猫の下痢にもこのタイプの食事が推奨される。
低脂肪食	膵炎のように脂肪の制限が必要な疾患では、低脂肪食が推奨される。 ここでいう低脂肪食とは、カロリーあたりの脂肪の量が少ない食事のことであり、単に、食事全体に占める脂肪の割合が低い食事、例えば食物繊維の量が多い食事などは、脂肪の割合が少なくてもカロリーあたりの脂肪が比較的多いこともあるので注意が必要である。
高食物繊維食	大腸粘膜細胞は、腸内の善玉菌が食物繊維を発酵したときに作られる酪酸をエネルギー源として利用する。 このため、大腸の疾患の一部には高食物繊維食が推奨される。 また、ストレスによる下痢にも高食物繊維食が推奨される。
低アレルギー食	食物アレルギーは、食物に含まれるアレルゲンが消化管から吸収され、体内でアレルギー反応を起こすことで発症する。つまり、最もアレルギー反応が起こりやすい部位は消化管である。 そのため、慢性の腸炎の原因の一つが食物アレルギーであることが少なくない。 特発性慢性腸炎など、食物アレルギーの関与が疑われる場合は低アレルギー食が推奨される。

ような方法はヒトの乳幼児の下痢に選択されており、回復速度を速めると考えられている。さらにパルボウイルスに感染した犬では、このようなアプローチ法が病的状態を減少させたという報告が存在する（Mohr et al. 2003）。しかし、これは嘔吐が持続している場合や下痢が重度の場合にはあまり実際的ではない。

　嘔吐や下痢には、食べ過ぎなどによる一過性のものもあるが、先に述べたように、様々な疾患（中には命に関わるような疾患）の症状であることもある。そのため、正しい診断と適切な食事管理が大切である。その症状や原因となる疾患に応じて、高カロリーの高栄養食、低脂肪食、高食物繊維食、低アレルギー食が推奨される（表3-1-2）。

（2）猫の便秘について

　猫の祖先は砂漠で生活していたため、猫は積極的に水を飲むことが少なく、食物に含まれる水分を吸収することで、必要な水分をまかなっている。そのため、便秘を起こしやすい傾向がある。

●食事管理

　便秘は糞便中の水分量が少なくなって、便が出にくくなっている状態である。そのため、糞便中の水分を保持し、排便しやすい状態になるような食事が推奨される。

　糞便中の水分を保持するために利用されるのは可溶性食物繊維が多い。特にインドオオバコという植物から精製されるサイリウムは、可溶性食物繊維でありながら発酵されにくい特徴を持っている。このため、腸内でゲル化して水分を保持し、便を粘滑にすることで、スムーズな排便を促す。

　ただし、猫では慢性腎臓病の初期症状の一つ

52

として便秘が起こることがある。その場合は、可溶性食物繊維が多い食事よりも、腎臓病に適した食事（これに食物繊維が増量されていれば腸内窒素性老廃物の捕捉につながり、便秘の予防にもなる）が推奨されるので注意が必要である。

3 肝疾患

肝臓病には、肝実質の病気以外にも門脈に関係する病気や胆嚢、胆管に関係する病気など様々なものがある。

犬では、慢性肝炎、銅関連性肝炎、肝硬変、空胞性肝障害、肝細胞癌、先天性門脈体循環シャント、胆泥症などが比較的多くみられる。

猫では、リンパ球性胆管炎、肝リピドーシス（脂肪肝）、リンパ腫などが多くみられる。

また、犬種によって発生の多い肝臓病があり、慢性肝炎は、ドーベルマン・ピンシャー、ラブラドール・レトリーバー、コッカー・スパニエル、イングリッシュ・スプリンガー・スパニエルなどで発生が多く、銅関連性肝炎は、ベドリントン・テリア、ウエスト・ハイランド・ホワイト・テリア、ラブラドール・レトリーバー、ダルメシアンなどに多くみられる。

●食事管理

肝臓病には様々なものがあるので、病気や状態に合わせた食事管理が必要である。

重度の慢性肝炎、肝硬変、門脈体循環シャントなどで高アンモニア血症がみられる場合は、アンモニアのもととなるタンパク質と、門脈高血圧に配慮してナトリウムを制限し、アンモニアの代謝に必要な亜鉛や肝臓のダメージを減らすための抗酸化成分を増量した食事が推奨される。一般的な肝臓病のための療法食は、このタイプである。

ただし、すべての肝臓病にこのタイプの療法

食が適するわけではない。肝細胞の再生に必要なタンパク質が制限されており、カロリー源として脂肪が増量されているからである。空胞性肝障害や胆泥症などの胆嚢疾患では、脂肪を制限した低脂肪食が推奨される。また、肝酵素の上昇以外に特に症状がない場合は、肝細胞を再生させるためにタンパク質を十分に含み、肝臓へのダメージを減らすために亜鉛や抗酸化成分、エイコサペンタエン酸（EPA）/ドコサヘキサエン酸（DHA）などを増量した食事や、低脂肪食を与えることで肝酵素の数値が落ち着くケースもある。

猫の肝リピドーシスでは、食欲がまったくなくなるため、自発的に食べられるようになるまでは食道瘻チューブや胃瘻チューブなどを用いて強制的に食事をとらせる必要があり、チューブを通して与えられる高タンパク質の食事が推奨される。ただし、肝性脳症がみられる場合はタンパク質を制限した食事を与えなければならない。

4 膵炎

膵炎の原因としては、高脂肪食、肥満、高脂血症、コレシストキニンによる過剰刺激、間食、生活習慣、ストレスなどがあげられる。

●食事管理

犬の膵炎の場合、嘔吐がみられる場合は早急に対処し、24～48時間以内に経腸栄養を供給する。その後、水、スープ、流動食（低脂肪）などからはじめ、低脂肪食の経口栄養を開始するが、摂取カロリーなどが不足する場合は必要に応じて末梢静脈栄養を併用する。

低脂肪食とは、今まで食べていたフードの脂肪含有量〈カロリーあたり、あるいは乾物重量あたり〉を調べ、それより相対的に低いものをいう。

1 消化器疾患（口腔、胃、腸、肝臓、膵臓）

● 注意

　非特異的反応性肝炎や炎症の波及により、膵炎の約70％で肝酵素の上昇がみられるが、このような場合高脂肪・低タンパク食は膵炎を悪化させる可能性があるので肝疾患用低タンパク食は膵炎を除外してから使用するべきである。

　猫の膵炎の場合、食欲不振による肝リピドーシスを避けるためにも早期からの経腸栄養が推奨される。また、糖尿病と膵炎を併発している場合は、膵炎に対する食事が推奨される。その食事内容としては、高消化性で中程度のタンパク質量のものが望ましく、猫はある程度の脂肪が必要なので、顕著に脂肪含有量の高いもの（乾物重量あたり16％以上）を避けるようにする。

【参考文献】

1) DeBows LJ, Mosier D, Logan E, et al. 1996. Association of periodontal disease and histologic lesions in multiple organs from 45 dogs. *J Vet Dent* 13 : 57-60.

2) Marks SL. 2000. Enteral and parenteral nutritional support. In : Ettinger SJ, Feldman EC, eds., *Textbook of veterinary internal medicine* 5th ed. WB Sounders, 275-282.

3) Mohr AJ, Leisewitz Al, Jacobson LS et al. 2003. Effect of early enteral nutrition on intestinal permeability, intestinal protein loss, and outcome in dogs with severe parvoviral enteritis. *J Vet Intern Med* 17 : 791-798.

4) Pavlica Z, Petelin M. 2003. Systemic effects on chronically infected wound in oral cavity of dogs. In : *Proceedings. 12th Congress of Europian Veterinary Dental Society*（EVDS）, 29-32.

5) Richardson RL. 1965. Effect of administering antibiotics, removing the major salivaly glands, and tooth brushing on dental calculi formation in the cat. *Arch Oral Biol* 10 : 245-253.

練習問題

問題17　消化器疾患の説明として、不適切なものはどれか。

① 「嘔吐」も「下痢」も特定の病気ではなく"症状"を指す言葉であり、その原因は様々である。

② 患者が水を嘔吐している場合、脱水している場合、あるいは電解質／酸塩基平衡の失調が明らかな場合には、非経口的な輸液を投与すべきである。

③ 急性消化管疾患の患者に与える食事は、繊維含有量を制限したものが望ましい。

④ 子犬や子猫の下痢の場合は低脂肪食を選択する。

⑤ 猫では慢性腎臓病の初期症状の一つとして便秘が起こることがある。

問題18　肝疾患の食事管理で、適切でないものはどれか。

① 肝酵素の上昇以外に特に症状がない症例は、タンパク質やナトリウムを制限した、肝臓病用の療法食を与えるべきである。

② 猫の肝リピドーシスで強制給与を行う場合は高タンパク質の食事が推奨される。

③ 空胞性肝障害や胆泥症などの胆嚢疾患では、脂肪を制限した低脂肪食が推奨される。

④ アンモニアの代謝には亜鉛が必要である。

⑤ 重度の慢性肝炎などで、高アンモニア血症がみられる場合は、タンパク質とナトリウムを制限した食事が推奨される。

（解答はP.154参照）

2 経腸栄養

要約・重要事項

　食欲不振・絶食に伴う飢餓状態は筋肉の異化を引き起こし、免疫力、生存率を低下させる。栄養補給は、栄養不良、負の窒素バランス、組織変性を防ぎ、生存率を向上し、早期回復を促す。経腸栄養は負担も少なく、給餌効率もよく、また消化管を一部活用することから自発摂取の早期回復にもつながる。

　様々な経腸栄養給餌法、栄養食の種類があるが、それぞれの利点、欠点、また動物の状態、環境、基礎疾患などを考慮し、最適な方法を選択する。

Keyword

□絶食　　□食欲不振　　□単純飢餓　　□ストレス性飢餓　　□経鼻カテーテル
□食道造瘻チューブ　　□胃瘻チューブ　　□空腸瘻チューブ　　□調整流動食
□半消化態栄養剤　　□消化態栄養剤　　□成分栄養剤
□リフィーディング（給餌再開時）症候群

1 栄養不良の原因

　栄養不良の原因は単純飢餓とストレス性飢餓の2つに大きく分類される（**表3-2-1**）。

　単純飢餓は、健康だが何らかの理由によって食事が摂取できない状態を指し、ストレス性飢餓とは疾患や障害によって引き起こされる状態を示す。前者と後者では身体の適応機構と代謝経路が大きく異なる。

表3-2-1　単純飢餓とストレス性飢餓のエネルギー代謝の比較

		単純飢餓		ストレス性飢餓
		初期	末期	
代謝		↑↑	↓	↑↑↑
肝臓	グリコーゲン分解	↑↑	枯渇	↑↑↑
	糖新生	↑↑	↓	↑↑↑
	ケトン体生成	——	↑↑↑	↓
脂肪組織	脂質異化→遊離脂肪酸	↑	↑↑↑	↑↑
	→グリセロール			
筋肉組織	タンパク質異化→アミノ酸	↑↑	↑	↑↑↑
脳	エネルギー源	グルコース	グルコース+ケトン体	グルコース

↑：通常より高い　　↓：通常より低い　　↑↑↑：過剰
脂質異化の産物である遊離脂肪酸がケトン体生成に利用される。

（1）単純飢餓

　健康な動物が摂取制限に直面すると、食物摂取後の代謝経路と逆の経路をたどって消耗していく。まず肝臓に貯蔵されているグリコーゲン分解が活発になり、血中にグリコーゲンが放出されエネルギー源となる。飢餓が進むと糖代謝はグリコーゲン分解から糖新生に移行する。肝グリコーゲンが低い肉食類（猫）では、血中グルコース濃度は主に糖新生によって維持される。糖新生に利用される基質には脂肪組織の異化から生じるグリセロール、筋肉組織の異化から生じるアミノ酸や乳酸、ピルビン酸が含まれる。

　健康な動物は代謝機能を一時上昇させ、体内の脂肪組織とタンパク質貯蔵を一部分解することで血糖値を維持し、生存に必要な機能を長期間維持することができる。さらに飢餓状態が進むと、今度は代謝を低下させ、エネルギー源の主体を脂肪酸の酸化から生じるケトン体に移行する。こうしてグルコースを温存し、糖新生による筋肉量の低下を最小限にすることができる。

　単純飢餓に対する栄養補給は、飢餓期間の長さ、糖新生基質の構成（初期であればグリコーゲン、末期であれば脂肪やタンパク質）によって異なるが、一般的に高脂肪・高タンパク質・低炭水化物の総合栄養食が推奨される。

（2）ストレス性飢餓

　慢性疾患や炎症、敗血症などの罹患動物では、飢餓に対するグルコースやタンパク質の温存反応が機能しなくなる。

　これは交感神経系による刺激によって、炎症性サイトカイン（TNF-α、IL-6）や神経内分泌物質（カテコールアミン、コルチゾール、グルカゴンや成長ホルモン、抗利尿ホルモン）が分泌されることによって引き起こされる。ストレスによる闘争・逃走反応（fight or flight response）にはエネルギーを要するため、インスリン抵抗、

過剰なグリコーゲン分解や糖新生、脂質分解、さらにはタンパク質分解が促進される。代謝は上昇し、タンパク源である筋肉に加えて、アルブミン、免疫細胞タンパク質をも分解する。

　脂肪やタンパク質の異化は、サイトカインや神経内分泌刺激が収まるまで継続するので、外因性タンパク質・脂肪を最大限に与え（禁忌の症例に注意する）、内因性タンパク質・脂肪の温存を試みることが重要である。

　栄養不良がみられた場合は、それが単純飢餓によるものなのか、ストレス性飢餓によるものなのかを明らかにしたうえ、強制給餌、経腸栄養給餌によって食事や栄養分を摂取させなければならない。

２　経腸栄養の利点

　何らかの理由で食欲不振、採食困難になった動物には、栄養不良・筋肉の異化による悪循環を防ぐため、強制的、または、人工的な栄養補給を施す。

　経腸栄養給餌は、強制給餌に比べ動物に対する負担も少なく、効率的である。また、非経腸栄養給餌に比べ、消化器官の一部ないし大部分を活用する経腸栄養は、消化管の活動を維持するため、繊毛の退行性変化、腸内細菌トランスロケーションを防ぎ、胃腸粘膜保護、腸内免疫維持が可能になり、早期の自発摂取回復につながる。したがって、動物の状態が許す限り、なるべく広範囲の消化管を活用する経腸栄養給与方法を選択する。

３　適応

　以下の状態が認められる動物には、若齢・老齢・肥満を問わず積極的な経腸栄養を考慮する。

① 物理的な食物摂取が困難な動物

② 長期の食欲不振
③ 極度の体重低下
④ 栄養不良
⑤ 継続的な代謝性欠乏症
（低タンパク血症など）
⑥ 代謝性需要の増加
（エネルギー要求量の増加）
⑦ 誤嚥リスクのない動物

導入するタイミングは以下のとおりである。
① 絶食が3日間以上続いた、または続くことが予測される場合
② 7日間以上の食欲低下
③ 急激な体重低下（10％以上）
④ 制吐処置後

4 経腸栄養給餌法

消化器官を最大限に活用する順番で紹介する。後になるほど、消化管の活用度が減少し、設置、管理の難易度、感染のリスクが上昇する。

患者の状態を考慮し、許す限り広範囲の消化管を活用する方法を選択する。

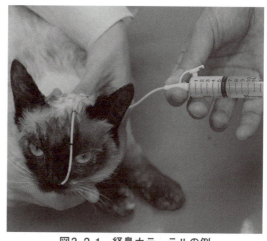

図3-2-1　経鼻カテーテルの例
［写真提供：藤井康一（藤井動物病院）］

(1) 経鼻カテーテル（図3-2-1）

鼻腔から挿入し、食道、または胃へ到達するカテーテルを指す。

鼻－食道チューブの場合、動物の鼻先から第7・8肋間、鼻－胃チューブの場合は最後尾肋骨までの距離を測定し、鼻腔の内腹側からチューブを挿入する。

挿入後は、X線、カプノグラフィ、陰圧の有無、また生理食塩水や空気注入に対しての咳嗽反射を観察し、位置確認を行う。

① 適応
　経口摂食が困難な動物に適応
② 利点
・安価
・設置が簡単であり、麻酔・鎮静の必要がないため重症例や血液凝固不全症例にも適応できる
・設置後すぐ給餌できる（麻酔覚醒、蠕動開始待機時間がない）
・いつ外しても良い
③ 欠点
・内腔が小さい（5～8フレンチ）
・液状の食事しか与えられず必要エネルギー要求量（DER：1日あたりエネルギー要求量）に達することが難しい。したがって、長期の使用は禁忌である（1週間以内）
・エリザベスカラー（Eカラー）の使用が必須

(2) 食道造瘻チューブ（図3-2-2）

このチューブは、麻酔下で皮膚切開を用いて設置する。麻酔下にて皮膚を切開し、食道に通ずる瘻孔を作り、チューブを通す。

① 適応
　上部呼吸器官の感染、咽頭腫瘍・腫瘍など咽頭より上部に疾患がある摂食障害動物
② 利点
・比較的安価
・設置が簡単

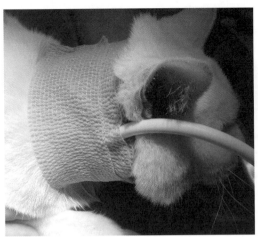

図3-2-2 食道造瘻チューブの例
ベトラップを巻いてチューブの滑落を防止している。
[写真提供：水上浩一（こばり動物病院）]

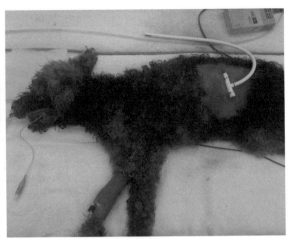

図3-2-3 胃瘻チューブの例
[写真提供：水上浩一（こばり動物病院）]

- 短期〜長期使用可能
  （いつ外しても問題は少ない）
- 内腔が大きい（12〜14フレンチ）ため、ミキサーで水と撹拌したフード、ほとんどの薬剤摂取に対応可能
- 忍容性が高くEカラーが必要ない
  （包帯でカバーする）

③ 欠点
- 麻酔を要する
- 切開部分からの感染リスク
- 巨大食道、食道炎では禁忌
- 希釈によりカロリー密度が低下するため大量給餌が必要

(3) 胃瘻チューブ（図3-2-3）

胃瘻チューブは、内視鏡、外科手術、または透視法を用いて設置する。

胃に孔を開け、腹壁〜皮膚へと通ずる瘻孔を作り、チューブを設置する。設置方法については、外科の専門書の参照を推奨する。

① 適応

長期使用が危惧される症例、口腔〜食道に障害・感染がある動物に適応される。

② 利点
- 内腔が大きい（18〜24フレンチ）ため、大量の給餌が可能
- 長期使用可能
- 胃内残留量の測定が可能

③ 欠点
- 麻酔を要する
- 切開部分からの感染リスク
- 早期取り外し禁忌：瘻孔の癒着前（7〜14日以前）の取り外しは、腹膜炎発症のリスクにつながる。

(4) 空腸瘻チューブ

空腸瘻チューブは、外科的、または腹腔鏡を用いて麻酔下において設置する。

腸に孔を開け、腹壁〜皮膚へと通ずる瘻孔を作り、チューブを設置する。設置方法については、外科の専門書の参照を推奨する。

① 適応

口腔〜十二指腸（膵臓、胆管の疾患も含む）の障害・炎症・感染が認められる動物に適応する。特に胆管手術症例に用いられる。

② 利点
- ・胃・十二指腸を回避するため、膵臓分泌刺激が軽減できる
- ・長期使用可能

③ 欠点
- ・前述の方法に比べ、設置がさらに困難で熟練の技術が要求される。また、麻酔時間も長くなる
- ・内腔が小さいため、液状の食事しか与えられない
- ・麻酔を要する
- ・切開部分からの感染リスク
- ・早期取り外し禁忌：瘻孔の癒着前（7～14日以前）の取り外しは、腹膜炎発症のリスクにつながる。

5 経腸栄養食

チューブを通過しやすいように加工された流動食で、様々な市販の濃厚流動食がある。また、ミキサーなどを用いて自身で調合することもできる。

選択するうえで、チューブの内腔サイズ、カロリー密度、栄養素配分、価格、原材料、病状、など様々な因子を考慮する。また、経腸栄養給餌期間によってもフードの選択が影響される。

(1) 種類

以下のように分類される（表3-2-2）。

a．調整流動食（天然濃厚流動食）

市販のフード（維持食または各病態に対する療法食）または天然食材（カッテージチーズなど）を水とともにミキサーで撹拌し、希釈したもの。水分量を調節し経管に適した粘度に調整するが内腔の小さなチューブ、また消化吸収能が衰えている症例には適さない。適応障害は経口摂取障害や嚥下障害であり、消化吸収能が低下している症例には適さない。

表3-2-2　獣医療における経腸栄養食の分類

分類	種類	特　徴	具体例
調整流動食	総合栄養食（各ライフステージ用）、または療法食（各疾患管理用）	市販製品（ドライフードまたは缶詰フード）に水を加え、ミキサーにかけて粒子を小さくしたもの。管径の比較的大きなカテーテルに対応するため、胃瘻チューブなどで活用される。	Hill's a/d缶（日本ヒルズ・コルゲート）＋水
市販の流動食	①半消化態栄養剤	精製度の低い栄養素から成る流動食で、獣医療用の市販製品が利用可能。 ●タンパク質：ポリペプチド～天然タンパク質 ●脂肪：中鎖脂肪酸～長鎖脂肪酸 ●炭水化物：複合糖質	高栄養パウダー、クリティカルリキッド（ロイヤルカナン）
	②消化態栄養剤	ペプチド栄養剤と呼ばれ、タンパク源を低分子に分解し、吸収されやすい。 ●タンパク質：ペプチド～オリゴペプチド ●脂肪：中鎖脂肪酸～長鎖脂肪酸 ●炭水化物：単糖～複合糖質	——
	③成分栄養剤	真の成分栄養食ではないが、栄養素を低分子に分解し、吸収されやすい形態にしている。ヒト用のものを獣医療に代用することがある。 ●タンパク質：アミノ酸 ●脂肪：中鎖脂肪酸～長鎖脂肪酸（総カロリーの2～3%） ●炭水化物：単糖～3糖類	——

b．市販の流動食（人工濃厚流動食）

天然素材を人工的に処理もしくは合成したもので、動物用、ヒト用のものが販売されている。ヒト用の製品を使用する場合は、タンパク含有量、アルギニン、特に猫ではタウリンとフルクトサミン含有量に注意する。また、ヒト用のものを長期使用する場合は、犬猫の必要栄養素（ビタミンK、コバラミン、コリン）を満たさないものも数多くあり、抗生物質治療を施されている動物に対してはビタミンK、コバラミンの静脈内投与が必要となる。

市販の流動食は、窒素源の違いによって、半消化態栄養剤、消化態栄養剤、成分栄養剤に分類される。

① 半消化態栄養剤

ポリメリックフォーミュラとも呼ばれ、カロリー密度、タンパク含有量が高い市販の流動食である。

窒素源がタンパク質とポリペプチドであるため、消化吸収能が低下している症例には適さない。液状なので希釈する必要はないが、粘度が高く内腔が小さいチューブには禁忌である。

② 消化態栄養剤

オリゴメリックフォーミュラと呼ばれ、窒素源が低分子ペプチドとアミノ酸で構成されている市販の流動食である。

残渣が低く、内腔が小さい経鼻カテーテルや空腸瘻チューブにも適用し、消化吸収能が低い動物（腸リンパ拡張症、膵炎、炎症性腸疾患など）にも使用できる。病態によっては、特殊な栄養素配分が要求されるため、ヒト用のものを選択することが推奨される。しかし、ヒト用の製品は高価なものが多く、タンパク質含有量が比較的低いため、犬猫ともタンパク漏出腸症などの症例の場合は特に注意する。タンパク質を加水分解した低分子ペプチドでも抗原性が残っている場合があるので、アレルギー性疾患の症例には注意して用いる。

③ 成分栄養剤

モノメリックフォーミュラまたはエレメンタルダイエットと呼ばれる。窒素源がアミノ酸であるため抗原性がなく、アレルギー性疾患の症例にも安心して使用できる。

また、窒素源はアミノ酸で脂肪含有量が極めて低いため消化の過程を必要としないが、

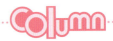

リフィーディング症候群（Mehanna et al. 2008）

飢餓状態（グルコースの枯渇）が続くと、エネルギー代謝が貯蔵された脂肪、タンパク質を利用するものに移行する。さらに飢餓が続くと、ケトン体と脂肪酸がエネルギーの主要基質となる。

この状態でリフィーディング（給餌再開）が始まると、糖の負荷がインスリンを急激に刺激し、糖の細胞内取り込みとともにカリウム、リン、マグネシウム、チアミンの取り込みと利用を増加させる。その結果、低カリウム、リン、マグネシウム血症、相対的なチアミン欠乏症が引き起こされる。徴候が認められた場合は、経腸栄養の速度を下げ、カリウムやリンの経口・静脈内投与を施し、電解質が正常になってから経腸栄養を再開する。

必須脂肪酸欠乏症に注意する。

（2）給与方法

　ボーラス投与または持続投与で給餌する。

　いずれの場合においても、はじめはゆっくりと投与し、徐々に投与速度・量を上げていき、時間をかけてDER（安静時：1.0×RER）に到達するよう心がける。

　目安としては、給餌開始第1日目はDERの25～33%、2日目は50～67%、3日目は75%～、そして4日目以降に100%を与えるようにする。

　ボーラス投与の場合、一度の投与量は体重1kgあたり、5～10mL以内であり、それを10～15分かけて投与し、1日4～6回繰り返す。嘔吐や不快を示す徴候、またチューブの閉塞にも注意を払う。可能な場合は胃内残留量を確認する。

　この時期のリフィーディング症候群（コラム参照）にも注意し、電解質のモニタリングを行う。回復とともに経口栄養の割合を増やしていき、RERの60%に達したあたりで、経腸栄養の割合を徐々に減らしていく。

【参考文献】

1) Larsen J. 2012. Entereal Nutrition and Tube Feeding. In : Fascetti AJ and Delaney SJ, eds., *Applied Clinical Veterinary Nutrition* Chichester : Wiley-Blackwell.

2) Mehanna HM, Moledina J, Travis J. 2008. Refeeding syndrome : what it is, and how to prevent and treat it. *Brit Med J* 336(7659) : 1495-1498.

3) Remillard RL. 2002. Nutritional support in critical care patients. *Vet Clin North Am Small Anim* 32 : 1145.

4) Saker KE, Remillard RL. 2010. Critical care nutrition and enteral-assisted feeding. In : Hand MS, Thatcher CR, Remillard RL, et al. eds., *Small animal clinical nutrition*, 5th ed. Topeka KS : Mark Morris Institute, 439-472.

5) 丸山道生：2. 経腸栄養の分類，PDNレクチャー，NPO法人PEGドクターズネットワーク
http://www.peg.or.jp/lecture/enteral_nutrition/02.html
（アクセス日：2016/10/14）

練習問題

問題19 　重症患者の経腸栄養について、正しいものを選びなさい。

① 患者には極力早期に経口的に食事を与えることが推奨される。

② ストレス性飢餓に陥っているため、基本的に高タンパク質・高脂肪、低炭水化物の栄養設計の食事を選択する。

③ しばらく水和と電解質補給で対応し、経過が長期化し体重が著しく減少した場合のみ経腸栄養する。

④ 猫の患者にはヒト用の流動食を経腸栄養に用いてもまったく問題ない。

⑤ 犬の胃の許容量は大きいため、最初から1日量（DER）を投与する方が早期回復に役立つ。

（解答はP.154参照）

3 循環器疾患

要約・重要事項

心臓病は犬猫でみられ、一部の病気を除き、完治は困難で徐々に悪化する。猫で最も多くみられるのは肥大型心筋症（Hypertrophic Cardiomyopathy；HCM）、大型犬では拡張型心筋症（Dilated Cardiomyopathy；DCM）、小型犬では僧帽弁閉鎖不全症であるが、いずれも心拍出量の低下に伴ううっ血性心不全（Congestive Heart Failure；CHF）や、不整脈、突然死などに発展する。獣医学の進歩により、多くの心臓病の治療が可能になり、QOLの向上に貢献している。栄養管理は内科的治療において重要な役割を担っており、最善な治療を施すうえで緻密な栄養管理は必要不可欠である。

これまでの栄養管理の目標は臨床症状の緩和で、CHFおよび高血圧に対する低ナトリウム療法に限定されていたが、効果的な薬剤の開発に伴い、極度のナトリウム制限は必要とされなくなっている。栄養管理において特に注力すべき点は、最適なカロリー供給の維持であり、栄養不足または過多を避けることである。最適な栄養供給は治療薬の必要用量の減少、合併症の緩和、QOLの向上につながり、病気の進行を遅らせる。

Keyword

- □ うっ血性心不全（CHF）　□ 拡張型心筋症（DCM）　□ 肥大型心筋症（HCM）
- □ 心臓性悪液質　　□ レニン・アンジオテンシン・アルドステロン系
- □ ナトリウム　　□ タウリン　　□ 高血圧

---

1 心臓病

（1）心臓病の治療

猫の拡張型心筋症（DCM）や犬猫の糸状虫症を除いて、多くの心疾患で根本治療ではなく緩和治療が施される。低下した心機能を補う陽性変力作用や変動作用薬、前負荷・後負荷をコントロールする利尿薬やACE阻害薬、また猫の肥大型心筋症（HCM）でみられる大動脈血栓症候群に対する抗凝固剤などが主に用いられる。心不全の進行を遅らせるためには、薬剤治療は必要不可欠であるが、食事管理を用いることで、より良い効果を期待できる。また利尿薬による栄養素欠乏症や薬剤の副作用による食欲低下に対してもフードやサプリメントなどで管理することも重要である。

（2）心臓性悪液質

心不全の進行に伴い、最も懸念されるのは食欲低下、削痩、悪液質で、削痩と生存率の相関（Orepoulous et al. 2008）が認められており、重度のうっ血性心不全（CHF）では、肥満患者の方がより長生きすると報告されている。慢性心臓病から生じる炎症性サイトカイン（TNF-αやIL-6）の活性は、食欲不振やエネルギー要求

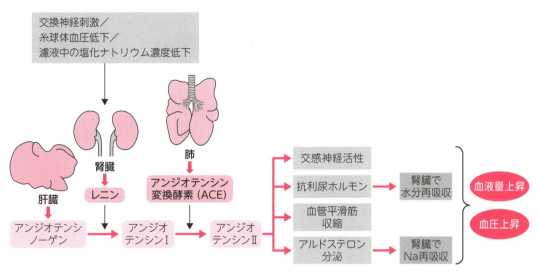

図3-3　レニン・アンジオテンシン・アルドステロン系の活性化

量の増加を引き起こす。また、エネルギー代謝の移行により、タンパク質、アミノ酸の消費が過度に亢進し、筋肉の異化につながる。筋肉量の低下は、免疫力や生存率の低下（Freeman 2012）にもつながるため、肥満の動物に対しても筋肉量の評価を怠らないように心がけたい。

(3) 食事管理の有効性（留意すべき栄養素）
a．エネルギー

心不全の進行に伴うエネルギー要求量の増加を踏まえてBCS・MCS評価をこまめに行い、適正エネルギー量を与えることを心がける。悪液質や薬剤の副作用による食欲不振には、嗜好性の高いフードの供給や少量頻回給餌、フードの温度調節や皿の種類などを工夫する。

フードの嗜好性をさらに上げるため、魚油やヨーグルトなどの添加物も推奨される。初期または軽度の心臓病患者では、体重増加の回避ならびに肥満の解消は、心臓への負荷軽減に役立つ。しかし、痩せている、または削痩が進むと心臓病患者の死亡率の増加が示唆されていること（Oreopoulos et al. 2008）から、重症患者の減量は勧められない。

b．タンパク質

心臓性悪液質によるタンパク質・アミノ酸消費を補正し、筋肉量を維持するために適切な用量を与えることを心がける。タンパク質制限を要する併発疾患がない動物には可能な限り高タンパク質のフードが好ましい。

c．ナトリウム

早期のナトリウム制限や極度の制限は、心不全の悪化につながるためあまり推奨されない。食事歴に基づき、相対的に低ナトリウム食を与え、心臓病の進行に伴い制限の程度を上げていく。

① 初期

ナトリウム制限なし～最小限のナトリウム制限（＜100 mg／100 kcal）

② 軽度～中期

中等度の制限（＜80 mg Na／100 kcal）

この時点での極度のナトリウム制限（＜50 mg Na／100 kcal）は、レニン・アンジオテンシン・アルドステロン系を長期的に活性化させる（図3-3）。血量・血圧の上昇は心拍機能低下の初期には有効であるが、長期化す

ると心臓に負担がかかり、心不全の悪循環につながることから推奨されない。

③　重度

重度のCHFでは大幅なナトリウム制限を施すことで、体液量を減らし、薬剤の用量軽減につながる場合がある。しかし、この時期は食欲不振による削痩がより致命的になるので低ナトリウム食を選択する際には十分注意する。

d．タウリン

タウリンはシステインから合成される含硫アミノ酸であるが、猫では酵素の欠如から合成能が不十分であるため、タウリンの要求量が他の種に比べ顕著に高く、必須栄養素の一つとなる。タウリン欠乏症は犬猫どちらでも拡張型心筋症（DCM）を引き起こす。現在販売されている猫の総合栄養食には十分なタウリンが添加されているので、猫のDCM発症率は劇的に減少した。近年みられる欠乏症の主な原因は、手作り食やベジタリアン食、タンパク質制限食による栄養不良で、特に大豆・ラム肉ベースのフードとの関連（Delaney et al. 2003 ; Tôrres et al. 2003）がみられる。猫でDCMが認められた場合は血漿・血液タウリン値を測定し、結果を待つ間120〜250mg/猫を12時間ごとに投与する。タウリン欠乏症から誘発されるDCMは猫ではタウリン添加が非常に有効であるが、犬では効果が少なく完治は望めない。

e．カリウム

低カリウムは徐脈と筋力低下を引き起こす。低カリウムの主な原因は利尿薬による過剰な排出、および食欲不振による摂取量の低下である。反対に高カリウムはACE阻害薬やカリウム保持性利尿薬の副作用、および摂取量の増加によって引き起こされる。患者の血中カリウム量に応じて、高カリウム、またはカリウム添加、低カリウム食を選択する。

f．マグネシウム

カリウム同様、利尿薬の影響で減少する。カリウムのように血中量が体内の蓄積量を容易に反映しないため診断が難しい。

(4) 遅効性病態改善物質（サプリメント）の有効性

a．ω-3 多価不飽和脂肪酸

ω-3 多価不飽和脂肪酸、特に魚由来のエイコサペンタエン酸（EPA）、ドコサヘキサエン酸（DHA）には抗炎症作用の他に抗不整脈作用、悪液質による食欲不振への効果が報告されている。推奨される用量は確立されていないが、EPAが40mg/kg、DHAが25mg/kg、EPA+DHAが50〜75mg/kg、30〜50mg/kgである（Freeman 2010）。

b．L-カルニチン

L-カルニチンはリジン、メチオニンから合成されるアミノ酸で、心筋エネルギー代謝に必要不可欠である。原発性心筋症のヒトとDCMの好発品種であるボクサー（Keene 1991）でカルニチン欠乏症が認められたことから、DCMやCHF犬に対する、心筋エネルギー代謝改善効果が期待されている。

c．コエンザイムQ$_{10}$

ミトコンドリアで働く複数の酵素の補酵素であり、心筋のエネルギー代謝に関連している。また抗酸化作用も期待される。現在推奨されている用量は12時間ごとに30〜90mg/頭（犬）である。

他に血管内皮障害に対する効果が期待される

アルギニンや抗酸化剤など、数々のサプリメントが開発されているが、そのほとんどに関して犬猫に対する安全性、効能、品質保証、副作用などの検証が十分に行われていない。治療薬の投与が必要不可欠な心臓病患者にとって、さらなる薬剤投与は負担になりかねない。利点と欠点を十分に考慮し、上手にサプリメントを活用すべきである。

2 高血圧

犬・猫での高血圧の大多数が薬剤、慢性腎不全、甲状腺機能亢進症などから引き起こされる続発性高血圧である。したがって、基礎疾患の管理を最優先し、必要があれば降圧剤を用いた内科的治療を行う。低ナトリウム食の有効性について支持する証明は出ていない。

確認事項

□ 心臓性悪液質と食事管理について
□ 心臓病とナトリウム制限について

【参考文献】

1) Delaney SJ, Kass PH, Rogers QR, Fascetti AJ. 2003. Plasma and whole blood taurine in normal dogs of varying size fed commercially prepared food. *J Anim Physiol Anim Nutr* 87(5-6) : 236-244.
2) Freeman LM. 2012. Cachexia and sarcopenia : emerging syndromes of importance in dogs and cats. *J Vet Intern Med* 26(1) : 3-17.
3) Freeman LM. 2010. Beneficial effects of omega-3 fatty acids in cardiovascular disease. *J Small Anim Pract* 51 : 462-470.
4) Keene B, Panciera W, Atkins DP, et al. 1991. Myocardial L-carnitine deficiency in a family of dogs with dilated cardiomyopathy. *J Am Vet Assoc* 198 : 647-650.
5) Oreopoulos A, Padwal R, Kalantar-Zadeh K, et al. 2008. Body mass index and mortality in heart failure : A meta-analysis. *Am Heart J* 156 : 13-22.
6) Tôrres CL, Backus RC, Fascetti AJ, et al. 2003. Taurine status in normal dogs fed a commercial diet associated with taurine deficiency and dilated cardiomyopathy. *J Anim Physiol Anim Nutr* 87(9-10) : 359-372.

練習問題

問題20 **循環器疾患について、正しいものを以下から1つ選びなさい。**

① タウリン欠乏症から誘発される心臓病は、猫でしかみられない。
② 心臓病を診断された犬や猫では、進行を遅らせるため厳しいナトリウム制限を施す。
③ 心臓病の初期段階では、肥満の解消は負担軽減に効果的である。
④ 魚油の添加は肥満を誘発するため心臓病患者では避けるべきである。
⑤ レニン・アンジオテンシン・アルドステロン系の長期活性は、心不全の治療として有効的である。

(解答はP.154参照)

4 腎臓病

要約・重要事項

腎臓病に対する食事管理の有効性は明らかである。

食事管理の目標は、①進行を遅らせる、②臨床症状の緩和およびQOLの向上、と大きく2つに分けられ、腎臓病の程度（ステージ）によりその適応は変化する。

腎臓病の進行は流動的であり、各ステージ、各患者によって変化する代謝状態や栄養要求を十分理解し、食事療法を正しく取り入れることが重要である。

Keyword

- 急性腎障害（AKI）
- 急性腎不全（ARF）
- 慢性腎臓病（CKD）
- 高窒素血漿症
- 尿毒症
- クレアチニン
- 国際獣医腎臓病研究グループ（IRIS）
- 糸球体濾過量（GFR）
- 尿中タンパク/クレアチニン比（UPC）
- タンパク質制限食
- タンパク質-エネルギー栄養不良
- 代謝性アシドーシス
- リン
- カリウム
- 対称性ジメチルアルギニン（SDMA）

1 腎臓病とは

腎臓は、生命の維持にとって必要不可欠な臓器であり、その主な機能には、①窒素性老廃物の排出、②電解質や体内水分の均衡維持、③血圧の調整、④赤血球産生を促すホルモンの分泌が含まれる。

腎臓は、数十万個のネフロンから構成されており、それらに何らかの障害が起こった状態を腎臓病と呼ぶ。

腎臓病は、発症からの経過時間により「急性腎障害（Acute Kidney Injury；AKI）」または「慢性腎臓病（Chronic Kidney Disease；CKD）」に分けられる。

国際獣医腎臓病研究グループ（International Renal Interest Society；IRIS）は、AKI、CKDのステージ分けを提唱し、各ステージ特有の治療・管理のガイドラインを提供している。この分類は、血中クレアチニン濃度を基準にしている（**表3-4-1、2**）。CKDではそれに合わせて、血漿・血清対称性ジメチルアルギニン（Symmetric Dimethylarginine；SDMA）濃度の利用も推奨されており、さらに尿中タンパク質量、血

表3-4-1　IRIS犬のCKD分類

ステージ	I	II	III	IV
高窒素血症	なし	軽度	中度	重度
クレアチニン				
（µmol/L）	<125	125～180	181～440	>440
（mg/dL）	<1.4	1.4～2.0	2.1～5.0	>5.0

表3-4-2　IRIS猫のCKD分類

ステージ	I	II	III	IV
高窒素血症	なし	軽度	中度	重度
クレアチニン				
（µmol/L）	<140	140～250	251～440	>440
（mg/dL）	<1.6	1.6～2.8	2.9～5.0	>5.0

圧を用いたサブステージ分けを行う。ガイドラインは常にアップデートされるため、ウェブサイトの確認を推奨する（http://www.iris-kidney.com/）。

SDMAは、感度ならび特異性が高い腎臓のバイオマーカーであり、従来のバイオマーカーと合わせることで、CKDをより早期に診断できると考えられている。SDMAは、アルギニンがメチル化される過程に生産される代謝産物の一つであり、その90%以上が腎排出される。したがって、GFRとの相関性が高い。また、筋肉量など腎外性要因に影響されないため、患者の年齢や併発疾病、栄養状態などを選ばず使用できる。

AKIは、軽度から、無症状、ネフロン欠損、重度の腎不全までの過程を幅広く指すものであるが、腎機能が体の排出・代謝・分泌需要に対応できなくなった時点（急性腎不全）で発見される場合がほとんどである。

急性腎不全（Acute Renal Failure；ARF）は「急激な腎損傷より引き起こされる代謝毒素（尿毒素）蓄積と細胞外液・電解質・酸塩基の不均衡」と定義され、最も一般的な臨床像は急性尿毒症である。一般的に、AKIは正常な腎臓を脅かすが、既存CKDに新規の損傷が加わる急性増悪（Acute on Chronic）尿毒症を発症する場合もあり、区別が難しい。

腎障害が、腎不全へと至る過程は連続的であり、また多くの場合、発覚時には大半のネフロンが破壊され、再生不能であるため、早期発見・対処が鍵となる。

現在の医療では、CKDの根本治療・修復は不可能であり、故に腎臓病は進行性・不可逆性疾患といわれている。ステージによって変化する問題や患者の状態に対処できるよう理解とモニタリングを怠ってはならない。

2 腎臓病の治療

一般的な腎臓病治療として、①食事管理、②輸液による水分補給と老廃物の希釈・排出促進、③血中電解質の調整、③代謝性アシドーシスの治療、④貧血治療、⑤胃の保護と潰瘍予防・治療、⑥制吐剤・食欲増進剤、⑦人工透析などがあげられる。

これらは、腎機能不全に伴う臨床症状の緩和を目的とした維持・緩和治療である。中でも食事管理は腎臓病管理において中心的役割を担っている。

3 慢性腎臓病（CKD）

(1) 食事管理の有効性

腎臓病の食事管理には、①病気進行の遅延（腎保護治療）、②尿毒症の緩和（緩和治療）に対する2つのアプローチがあげられる。

(2) 留意すべき栄養素

a．タンパク質

高リン血症、高窒素血症、尿毒症に対するタンパク質制限は、理論的に正当なアプローチである。食事管理の現実的な側面（嗜好性や猫はタウリンが必須であることなど）から、犬と猫のフードのタンパク質源は畜肉、家禽肉ならびに鶏卵など動物性タンパク質に依存せざるを得ない。これら由来のタンパク質制限は確実にリンの制限につながることは自明である。さらに、タンパク質制限は血中尿素窒素（BUN）の低減をもたらすが、これは患者の「気分」の改善に貢献できる。そして、含硫アミノ酸を多く含む動物性タンパク質の制限はアシドーシスの軽減にも役立つ。しかし、タンパク質制限が腎臓病の進行に影響を与えるか否かの決定的な証拠は未だ出ていない。

実際、腎臓の修復のために必要とされる慢性腎不全犬・猫のタンパク質量は健康時よりも高

4 腎臓病

表3-4-3 犬のクレアチニン濃度による段階的なタンパク質制限

クレアチニン濃度	説明
1.4～2.0mg/dL	このステージでの総合栄養食（タンパク質35％DM以上）は、重度の高窒素血症および臨床症状を引き起こす可能性があるため、療法食への移行を検討する。
2.1～5.0mg/dL	重度の高窒素血症を防ぐため、15～20％DMが適当である。
5.1～7.0mg/dL	臨床症状を最小限に抑えるため、最低要求量の10～13％DMが適当であると考えられている。
7.0mg/dL<	このステージでは尿毒症、窒素産生に対するタンパク質制限の効果はない。したがって、必須アミノ酸比率が最適な高品質タンパク質を与えることを心がけ、タンパク質－エネルギー栄養不良に注意する。

いことも示唆されているため、やみくもなタンパク質制限は推奨されない。さらに、過度のタンパク質制限による筋肉量の低下（サルコペニア）は、免疫力や生存率の低下（Freeman 2012）につながることが危惧されている。したがって、高生物価のタンパク質を過剰にならないレベルで与え（余剰のタンパク質の燃焼による窒素性老廃物の産生を抑制するため）、最適な窒素平衡を保てるよう努めたい。

① IRISステージⅠ／Ⅱ

非窒素～軽度の高窒素血症がみられ、臨床症状はなし～軽度である。したがって、ただちにタンパク質制限の療法食に移行する必要性は低いが、進行の遅延に努める。進行速度は通常猫では遅く（数ヵ月～数年）、犬では比較的早い（数週間～数ヵ月）。

ステージⅡでは、すでに大幅な腎組織損傷が起きており、それに伴い生存ネフロンの代償過形成と糸球体血流量増加が認められる。これらの変化が糸球体濾液中タンパク質上昇につながると考えられている。尿中タンパク質／クレアチニン比（UPC）と尿毒性罹患率、死亡率の相関性が証明されていることから、尿タンパク質が高い症例に対しては、ACE阻害薬とタンパク質制限食を用いる。

IRISが提唱するCKD分類のサブステージング（**表3-4-1、2**）に従い、ステージⅠの犬猫ではUPC＜2、ステージⅡ以降ではUPC＜0.5（犬）、UPC＜0.4（猫）の症例に対して治療を施す。また、筋力状態が良好で、食事に対する好き嫌いの多い患者に対しては、嘔吐などの臨床症状が発症する前に、療法食に慣らすことを考慮する。

② IRISステージⅢ／Ⅳ

糸球体濾過量（GFR）の低下が認められ、臨床症状も顕著になる。高窒素血症と尿毒症は窒素老廃物の蓄積によって引き起こされるため、正の窒素バランスを防ぐタンパク質制限食が好ましい。なお、犬では、**表3-4-3**にあるとおり、クレアチニンの濃度によって段階的なタンパク質制限を行う必要があるが、猫では、最低要求量が犬のそれの3～4倍と高いため、腎障害の程度に合わせた段階的なタンパク質制限は現実的ではない。

高窒素血症と臨床症状が認められた猫に対しては28～35％DMを給与する。この際、嗜好性の低下による食欲不振に十分注意し、ボディコンディションスコア（BCS）およびマッスルコンディションスコア（MCS）のモニタリングを徹底し、また嗜好性を上げる工夫を施す。

b. リン

GFR低下による高リン血症はCKD初期から

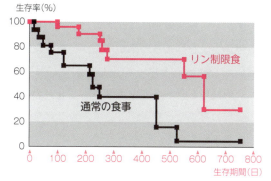

図3-4-1　慢性腎臓病の犬の生存期間
Jacob F, et al. 2002. Clinical evaluation of dietary modification for treatment of spontaneous chronic renal failure in dogs. *J Am Vet Med Assoc* 220(8) : 1163-1170より許可を得て転載。

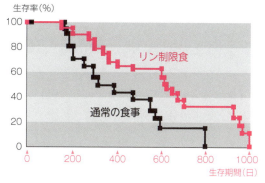

図3-4-2　慢性腎臓病の猫の生存期間
Flliott J, et al : 2000. Survival of cats with naturally occurring chronic renal failure : effect of dietary management. *J Small Anim Pract* 41 : 235-242より許可を得て転載。

みられ、腎性上皮小体機能亢進症を誘発し、高カルシウム血症、腎性骨異栄養症、活性型ビタミンD_3（カルシトリオール）欠乏症の発症・進行につながる恐れがある。それに伴う軟部組織の石灰化は腎実質の炎症や線維化を引き起こし、さらなる腎障害へとつながる。

図3-4-1、2は自然発症のCKDの犬と猫において、リン制限食と通常食を与えたグループの生存率を比較したものである。リン制限食を与えたCKDの犬と猫では生存率が顕著に高く、またCKDの猫では生存期間も長いという結果が出ており、リン制限食の有用性を支持している。なお、CKD患者の高リン血症の予防・治療は、犬猫での生存率向上や腎組織の保護に効果的である（Ross, Finco et al. 1982）。なお、このカプランメーヤー法の統計処理のグラフは、少ない症例に対する臨床試験においても治療群間の差異を明確に示すことができる。

したがって、リン制限食はCKD栄養管理の要といえる。血中リン値が顕著な場合、また軽度でもリン制限食を与えて2週間以内に結果がみられない場合は、リン吸着剤やカルシトリオールなどの投与を開始し、2〜4週間ごとに再検査をし、用量調整を行う。IRISが提唱する現実的な高リン血症治療の目標値はそれぞれ：ステージⅠ 1.5mmol/L（4.6mg/dL）、Ⅱ＜1.6mmol/L（5.0mg/dL）、Ⅲ＜1.9mmol/L（6.0mg/dL）である。

c．ナトリウム

CKDに伴う高血圧は一般的であり、腎臓、眼、心臓、脳損傷のリスクが懸念される。また血圧の上昇に伴い、尿毒症発症、死亡率のリスクも上昇することも明らかになっている。しかし、ナトリウム（Na）制限食の降圧効果が犬と猫のCKDの予防につながるかどうかは明らかにされていない。

高齢ならびに初期のCKDを示す猫を2群に分け、高塩分食（Na：1.2%）または低塩分食（Na：0.4%）を12週間給与した研究（Kirk et al. 2006）では、高塩分食群において、腎臓機能を示す変数が悪化を示した。栄養学者において犬と猫のナトリウムの最小要求量のコンセンサスは得られており、米国飼料検査官協会（AAFCO）でも最少要求量が設定されている。

一方で、高ナトリウム食の健康的利点は知られていないことを考慮すると、犬や猫に高ナトリウム食を与える必要性は存在しない。したがって、腎機能の低下を示す初期の徴候を認めた時点で、飼い主が高ナトリウム食を与えていた

ならば、従前より低いナトリウム含量の食事を推奨することが賢明である。高齢期用と記載されているペットフードであっても、ナトリウム含有量は高いもの（Hutchinson et al. 2011a、b）があるため、成分表の精査が必要である。

d．カリウム

血中カリウム異常とCKDの関連性は広く認識されているが、そのメカニズムは未だ明らかになっておらず、低カリウム血症がCKDの原因であるのか、または結果であるのかの議論は尽きない。CKDで頻繁にみられる低カリウム血症は、筋力低下、疼痛、またタンパク質生成低下による削痩、および腎臓のADH抵抗による頻尿も引き起こす。したがって、血中カリウムが＜4mEq/Lの症例には、グルコン酸カリウムまたクエン酸カリウムを投与する。

高カリウム血症も珍しくなく、高カリウム食やACE阻害薬など、副作用の影響が示唆されている。したがって、患者が摂取する食品、サプリメント、薬剤を十分に把握することを心がける。なお、海外では高カリウム血症が認められたCKD症例では、臨床栄養専門獣医師（Diplomate of the American College of Veterinary Nutrition；DACVN）による手作り腎臓用食も検討する。

e．酸塩基

腎機能不全による水素イオンの排泄、重炭酸塩再吸収の低下は、代謝性アシドーシスを引き起こす。代謝性アシドーシスは、骨格筋タンパク質異化、骨ミネラルの分解、細胞内物質代謝の異常を引き起こす。これらの異常は、高窒素血症の悪化、筋肉の衰弱と腎性骨異栄養症につながる。また代謝性アシドーシスは、カリウムの細胞外搬出を誘発し、尿排出上昇による低カリウム血症の悪化を引き起こす。

タンパク質制限食には、タンパク質由来の酸前駆体生成を抑える効果があるが、血中重炭酸塩値が18mmol/L以下に達した症例にはアルカリ剤投与を行う。血中カリウムやリンの値、心臓病の有無などを考慮し、アルカリ剤を選択するよう心がける。

f．水分

脱水症状は、輸液療法で対処するが、日常から飲水を促進するよう、ウエットフードや出汁を与えるなど工夫を施す。

g．脂質

カロリー密度と嗜好性を上げる効果がある。

h．繊維質

繊維質の消化器への影響は、便秘が危惧されるCKD猫にとって有益である。また、発酵性食物繊維は腸内細菌の増殖を促進し、細菌増殖に伴う窒素利用による、血中窒素の減少が期待されている。

(3) 遅効性病態改善物質（サプリメント）の有効性

① ω-3多価不飽和脂肪酸

EPA・DHAを多く含む魚油の糸球体毛細血管圧上昇、タンパク尿、GFR低下などに対する腎保護作用は犬猫の研究で明らかにされている。反対に、ベニバナ油などに多く含まれるω-6多価不飽和脂肪酸は腎臓病に対して悪影響を与える。

② 抗酸化物質

活性酸素の組織に対する影響、酸化ストレスとCKDの関連性は、犬猫でも示唆されており、抗酸化物質のGFR維持効果や腎保護作用も明らかになっている。しかし、適切な

用量やビタミンEやC、β-カロテンなどの異なる抗酸化剤の併用方法、その相乗効果についてはさらなる研究が求められる。

水溶性ビタミン剤に関しては、CKDに伴う多尿による尿中排泄量増加に注意したい。

4 急性腎障害（AKI）

ヒトで明らかなように、AKI犬・猫でもタンパク質栄養不良と罹患率・死亡率の関連が示唆されている。タンパク質栄養不良の要因には、尿毒症に伴う食欲低下、またARIに併発するショック、敗血症などによる異化亢進が含まれる。タンパク質異化と負の窒素バランスは免疫力低下、代謝性アシドーシス、高カリウム血症、高リン血症、尿毒症の悪化につながるため、早期診断・対処に努めたい。

AKI患者の状態は様々であるが、高カロリー、適度なタンパク質を含有するカリウム・リン制限食（腎臓病用療法食）が望ましい。目安として「重篤・安静時」（P.47〜参照）の維持エネルギー要求量（MER）相当を与えるが、ARI患者は食欲不振、また尿毒症に伴う胃潰瘍による絶食状態である場合が多い。また、味覚・嗅覚の変化もヒトでは報告されている。

制吐剤、食欲増進剤の投与、また必要エネルギー要求の摂取ができない場合は、経腸栄養（P.55〜参照）、非経腸栄養を早急に検討する。

【参考文献】

1) Brown SA. 1999. Evaluation of chronic renal disease : A staged approach. *Compend on Contin Educ* 21 : 752-763.
2) Brown SA. 2005. Nutritional Management of Chronic Renal Failure. *Proceedings of Western Vet Conference*.
3) Cowgill LD. 2002. Protein/Calorie nutrition and malnutrition in chronic renal failure. *Proceedings of Tufts Animal Expo*.
4) Devaux C, Polzin DJ, Osborne CA, et al. 1996. What role does dietary protein restriction play in the management of chronic renal failure in dogs. *Vet Clin North Am Small Anim Pract* 26 : 1269-1275.
5) Finco DR, Brown SA, Brown C, et al. 1999. Progression of chronic renal disease in the dog. *J Vet Intern Med* 13 : 516-528.
6) Freeman LM. 2012. Cachexia and sarcopenia : emerging syndromes of importance in dogs and cats. *J Vet Intern Med* 26(1) : 3-17.
7) Harte JG, Markwell PJ, Moraillon RM, et al. 1994. Dietary management of naturally occurring chronic renal failure in cats. *J Nutr* 124 (12 Suppl) : 2660S-2662S.
8) Hutchinson D, Freeman LM. 2011a. Focus on nutrition–Optimal nutrition for older cats. *Compend Contin Educ Vet* 33(5) : E1-3.
9) Hutchinson D, Freeman LM, Schreiner KE, et al. 2011b. Survey of opinions about nutritional requirements of senior dogs and analysis of nutrient profiles of commercially available diets for senior dogs. *Intern J Appl Res Vet Med* 9(1) : 68-79.
10) Jacob F, Polzin DJ, Osborne CA, et al. 2002. Clinical evaluation of dietary modification for treatment of spontaneous chronic renal failure in dogs. *J Am Vet Med Assoc* 220(8) : 1163-70.
11) Kirk CA, Jewell DE, Lowry SR. 2006. Effects of sodium chloride on selected parameters in cats. *Vet Ther* 7(4).
12) Ross LA, Finco DR, Crowell WA. 1982. Effect of dietary phosphorus restriction on the kidneys of cats with reduced renal mass. *Am J Vet Res* 43 : 1023-1026.
13) IRIS guidelines. International Renal Interest Society. http://www.iris-kidney.com/guidelines/index.html （アクセス日：2016/9/1）

● 練習問題 ●

問題21 腎臓病について、正しいものを以下から1つ選びなさい。

① ω-6多価不飽和脂肪酸には腎保護作用がある。

② AKIの症例には厳しいタンパク質制限食が好ましい。

③ IRISが提唱するCKDステージングは血中クレアチニン値とBUN値を基準としている。

④ CKD IRISステージⅢ/Ⅳの症例にはタンパク質制限食が推奨される。

⑤ CKDに伴う高血圧はナトリウム制限食で管理する。

（解答はP.154参照）

5 尿石症

要約・重要事項

尿石症の原因の約80%は、ストルバイト結石とシュウ酸カルシウム結石であり、ストルバイト結石は尿pHに影響を受けやすいが、シュウ酸カルシウム結石は尿中カルシウム濃度の影響が大きい。

雌犬のストルバイト結石は細菌感染性が多い。ストルバイト結石は尿性状の変化で溶解が可能だが、シュウ酸カルシウム結石は溶解できない。

Keyword

- ストルバイト
- シュウ酸カルシウム
- 尿pH
- 尿中ミネラル濃度
- 尿量

腎臓、尿管、膀胱、尿道の「尿路」のうち、腎臓〜尿管を「上部尿路」、膀胱〜尿道を「下部尿路」と呼ぶ。この下部尿路に起こる疾患の総称を「下部尿路疾患」といい、この下部尿路疾患のうち犬では約40%が膀胱炎、約20%が尿石症であり、猫では約60%が特発性膀胱炎、約20%が尿石症であるとの報告がある（Lulich et al. 2000；Gerber et al. 2005）。また、閉塞性の下部尿路疾患の雄猫では、尿道栓子が最も多く、特発性膀胱炎がそれに続くと報告されている（Kruger et al. 1991）。

この尿石症の原因は、通常は尿中に溶けているミネラルなどの成分が、何らかの理由によって溶け切れなくなって尿路内で結晶化し、さらには結石を形成した「尿路結石」である。

尿路結石の種類は様々だが、犬や猫では「ストルバイト結石」と「シュウ酸カルシウム結石」が多くみられ、この2種類で尿路結石全体の約80%を占める（Houston et al. 2004；Cannon et al. 2007）。

尿路結石の形成されやすさに影響を与えるのは、主に尿中のミネラル濃度と尿のpHである。構成するミネラルの種類や結石が形成されやすい尿のpHは、結石の種類によってそれぞれ異なる。

特に、尿中のミネラル濃度は重要で、尿中へのミネラルの排泄量の増加や尿量の減少によって尿中のミネラル濃度が高くなると、結晶や結石が形成されやすくなってしまう（図3-5-1）。ただし、実際には結石の形成には非常に多くの要因が複雑に関わっており、結石形成のリスクを判断することは簡単ではない。

1 ストルバイト結石 （図3-5-2）

ストルバイトはリン酸、アンモニアおよびマグネシウムから構成されており、「リン酸アンモニウムマグネシウム」とも呼ばれる。そのため、主に尿中のマグネシウムの濃度が結石の形成されやすさに影響する。

また、ストルバイト結石の形成されやすさは

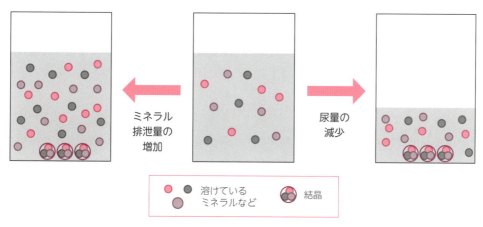

図3-5-1 結晶の形成

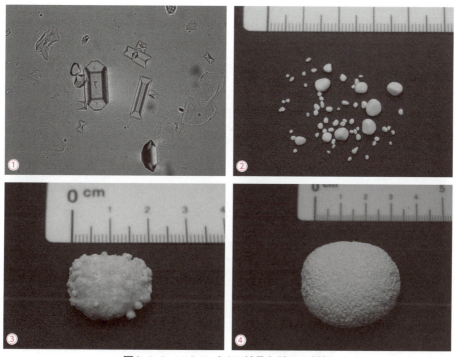

図3-5-2 ストルバイト結晶と結石の種類
①がストルバイト結晶。②～④は犬のストルバイト結石で、大きさは様々である。
[写真提供：南 博文（南動物病院）]

尿pHの影響を強く受ける。尿が弱酸性（pH5.5～6.5程度）であれば結石が形成されることはほとんどなく、すでに形成された結石を溶解することも可能である。

一方、尿がアルカリ性になると結石が形成されるリスクが高くなる（図3-5-3）。このため、ストルバイト結石の予防や治療のためには尿を弱酸性に保つことが重要である。

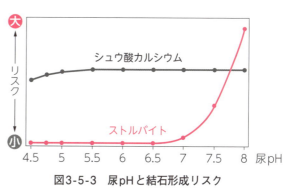

図3-5-3 尿pHと結石形成リスク
（pH以外の結石形成条件がそろっている場合）

犬と猫ではストルバイト結石が形成される原因が異なる。犬では尿路への細菌感染が主な原因で、黄色ブドウ球菌などのウレアーゼ産生菌（UTI）が尿路に感染すると、細菌が産生する酵素（ウレアーゼ）によって尿中の尿素が分解されてアンモニアが作られ、尿pHが上昇することでストルバイト結石が形成される。

このため、犬のストルバイト結石の場合は細菌感染の有無を確認し、感染が確認された場合はまず抗菌剤を使用する。また、雌は雄と比べて尿道が短く細菌感染を起こしやすいため、犬では雌での発生が多くみられる。

猫は、もともと飲水量が少なく濃い尿を産生するため、細菌感染のリスクは低くなる。このため食事の内容が、犬よりも大きく影響する。

● **食事管理**

食事管理のポイントは以下の2つである。

a．尿中のマグネシウム濃度を低下させる

食事中のマグネシウム含有量を調整して、尿へのマグネシウムの排泄量を減らすことと、尿量を増やすことが重要である。

ただし、マグネシウムの含有量を制限しすぎると、尿へのカルシウムの排泄量が増えることがあるので注意が必要である。また、マグネシウムは骨の形成に必要なミネラルなので、ストルバイト結石の療法食は、特に成長期の子猫には推奨されないこともある。

水分摂取量を増やし、尿量を増やすためにはタンパク質やナトリウムの含有量が高い食事が有効である。ナトリウム含有量の高い食事は心臓や腎臓に負担がかかるといわれることがあるが、肉食に近い雑食動物である犬や、肉食動物である猫にとっては、ナトリウム含有量が1％前後の食事は問題とならない。肉食動物は必要のないナトリウムを尿に排泄することができる

からである。ただし、腎臓病やナトリウムの排泄量が減少する心臓病などを患った場合は、ナトリウムを制限した食事を与えることが必要となる。

水分摂取量を増やしても、それだけで必ず尿量が増えるわけではない。消化率の高い食事を与えて、糞便量を減らすことも重要である。糞便量が多いと、水分を摂取しても糞便に多くの水分が取り込まれて、体内に吸収される水分が減少してしまうからである。

消化率の高い食事を作るためには、消化率の高い原材料を使用する以外に方法はない。

b．尿を弱酸性にする

食事中のタンパク質やミネラルのバランスを調整することが重要である。特に含硫アミノ酸（イオウを含むアミノ酸）であるメチオニンやシステインは体内で代謝されると酸を発生させるので、尿の酸性化に役立つ。ただし、これらを過剰に与えると、アシドーシスになることがあるため注意が必要である。

アシドーシスになると、それを調整するために様々な反応が起こり、結果的にカルシウムの尿への排泄量が増えて、骨の脱灰を誘因する。場合によっては、溶血性貧血などの症状を引き起こすこともある。

ストルバイト結石は、再発することも多いため、再発予防のために継続的な食事管理が必要である。

2 シュウ酸カルシウム結石

シュウ酸カルシウム結石（**図3-5-4**）は、多くが特発性で、原因はよくわかっていない。また、シュウ酸カルシウム結石は形成されてしまうと内科的に溶解することはできないので、外科的な処置が必要となる。

シュウ酸カルシウムは、その名のとおりシュ

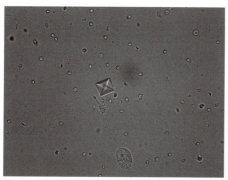
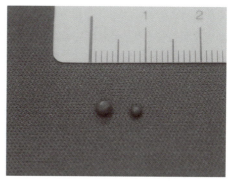

シュウ酸カルシウム結晶　　　　　猫のシュウ酸カルシウム結石

図3-5-4　シュウ酸カルシウム結晶と結石
[写真提供：南 博文（南動物病院）]

ウ酸とカルシウムから構成されており、結石の形成されやすさは尿中のカルシウム濃度の影響を強く受ける。

　シュウ酸は植物に多く含まれており、犬や猫では摂取量が多くないため、カルシウムに比べると影響は大きくない。

　ストルバイトとは異なり、シュウ酸カルシウム結石の形成されやすさは尿pHの影響をほとんど受けない。図3-5-3にあるように、ストルバイトの結石形成リスクは尿pHが6.5以下では非常に低く、pHが7以上になると尿pHの上昇に伴って急激にリスクが高まる。一方、シュウ酸カルシウムの場合は尿pHが変化しても結石形成リスクはほとんど変化しない。

　尿pHが低下するとシュウ酸カルシウム結石が形成されやすくなるといわれることがあるが、これは誤解である。

　アシドーシスになると、過剰な酸（H^+）が尿に排泄されるため尿pHは低下する。その水素イオンを緩衝するために、骨からの炭酸塩、リン酸塩およびカルシウムを動員したり、通常はカルシウムと結合しているアルブミンが水素イオンを捕捉したりするためにカルシウムを離し、遊離のカルシウムイオンが増加するなどの結果カルシウムの尿中排泄が増え、シュウ酸カルシウム結石が形成されやすくなる。尿酸化剤を添加した食事を臨床的に健康な猫に与えると、尿中へのカルシウム排泄量が増加することが報告されている（Fettman et al. 1992）。

　つまり、尿pHの低下とシュウ酸カルシウム結石の形成は、どちらもアシドーシスの結果であり、尿pHの低下がシュウ酸カルシウム結石の原因ではない。

● **食事管理**

　シュウ酸カルシウムは尿pHの影響をほとんど受けないため、尿中のカルシウム濃度を低下させることが何よりも重要である。

　しかし、血液中のカルシウム濃度は厳密に調整されているため、例えば食事中のカルシウムを減らしたとしても、不足分はカルシウムの豊富な骨から補われる。したがって、意図的にカルシウムの尿への排泄量を減らすことは非常に困難である。

　アシドーシスになったり、マグネシウムが不足したりすると、尿へのカルシウムの排泄量が増えるので、アシドーシスやマグネシウム不足を防いで、カルシウムの排泄量を増やさないことが重要である。

　これらのことから、シュウ酸カルシウム結石が形成されにくくするためには、尿量を増やして尿を希釈することが、ほとんど唯一の方法と

いえる。クエン酸カリウムがシュウ酸カルシウム結石の形成を阻害するといわれているが、犬や猫での効果は現在のところはっきりしていない。

尿量を増やす方法は、先にストルバイト結石で説明したとおりである。しかし、シュウ酸カルシウム結石は原因が不明であることが多く再発も多いため、たとえシュウ酸カルシウム結石に配慮されたものであっても、ドライフードでは再発することもある。そのような場合は、ウエットフードを利用することが推奨される。

3 その他の結石

ストルバイトとシュウ酸カルシウム以外の結石も、頻度は高くないが形成されることがある。

特に犬では様々な結石がみられ、それらの尿路結石に関する素因について、**表3-5**にまとめた。

表3-5　尿石の種類と罹患犬種

尿石の種類	一般的な罹患年齢	一般的な罹患犬種	性別
ストルバイト	1〜8歳齢 （平均6歳齢）	ミニチュア・シュナウザー ビション・フリーゼ シー・ズー ミニチュア・プードル ラサ・アプソ	雌（＞80％）
シュウ酸カルシウム	6〜12歳齢 （平均8.5歳齢）	ミニチュア・シュナウザー ラサ・アプソ ケアーン・テリア ヨークシャー・テリア コッカー・スパニエル ビション・フリーゼ シー・ズー ミニチュア・プードル	雄（＞70％）
リン酸カルシウム	5〜13歳齢	ヨークシャー・テリア	雄（＞70％）
尿酸	PSS伴わない：平均3.5歳齢 PSS伴う：平均＜1歳齢	ダルメシアン イングリッシュ・ブルドッグ ミニチュア・シュナウザー（PSS） ヨークシャー・テリア（PSS）	雄（＞85％）
シスチン	2〜7歳齢 （平均5歳齢） ニューファンドランド・ドッグの場合は＜1歳齢	イングリッシュ・ブルドッグ ダックスフンド ニューファンドランド・ドッグ	雄（＞90％）
シリカ	4〜9歳齢	ジャーマン・シェパード オールド・イングリッシュ・シープドッグ	雄（＞90％）

PSS＝門脈体循環シャント

【参考文献】

1) Biourage V, Elliot D, Pibot P. 2006. Encyclopedia of feline clinical nutrition －猫の栄養学－, Royal Canin.

2) Cannon AB, Westropp JL, Ruby AL, et al. 2007. Evaluation of trends in urolith composition in cats : 5,230 cases（1985-2004）. *J Am Vet Med Assoc* 231 : 570-576.

3) Fettman MJ, Coble JM, Hamar DW, et al. 1992. Effect of dietary phosphoric acid supplementation on acid base balance and mineral and bone metabolism in adult cats. *Am J Vet Res* 53 : 2125-2135.

4) Gerber B, Boretti FS, Kley S, et al. 2005. Evaluation of clinical signs and causes of lower urinary tract disease in European cats. *J Small Anim Pract* 46（12）: 571-577.

5) Houston DM, Moore AE, Favrin MG et al. 2004. Canine urolithiasis: a look at over 16000 urolith submissions to the Canadian Veterinary Urolith Centre from February 1998 to April 2003. *Can Vet J* 45（3）: 225-230.

6) Lulich JP, Osbone CA, Bartges JW, et al. 2000. Canine lower urinary tract disorders. In : Ettinger SJ, Feldman EC, eds. *Textbook of veterinary internal medicine*, 5th ed., WB Saunders, 1747-1781.

7) Osborne CA, Lulich JP, Polzin DJ, et al.1999. Analysis of 77,000 canine uroliths. Perspectives from the Minnesota Urolith Center. *Vet Clin North Am Small Anim Pract* 29（1）: 17-38, ix-x.

練習問題

問題22 結石の説明として、正しい記述はどれか。

① ストルバイト結石もシュウ酸カルシウム結石も、内科的な介入で溶解できる。

② ストルバイト結石は尿pHが酸性に傾くと生成されやすい。

③ ストルバイト結石は尿中カルシウム濃度が高いと生成されやすい。

④ シュウ酸カルシウム結石のできやすさは、尿pHにあまり影響されない。

⑤ 猫のストルバイト結石の原因の多くは細菌感染である。

問題23 ストルバイト結石に対する食事管理として、不適切なものはどれか。

① 食事中のマグネシウムを制限するが、あまり制限しすぎるのはよくない。

② 尿量を増やすためには、タンパク質やナトリウム含有量が高い食事が有効である。

③ 水分摂取量が増えれば、必ず尿量も増える。

④ 食事中のアミノ酸やミネラルバランスを調整することで尿pHを弱酸性にする。

⑤ 尿pHを下げすぎるとアシドーシスになるリスクがある。

（解答はP.154参照）

猫特発性膀胱炎（FIC）

要約・重要事項

FICは猫の下部尿路疾患に含まれる病態のうち、最も一般的なものである。

臨床徴候が重なることから、下部尿路結石、尿路感染、異常行動など他の疾患との鑑別が難しい。発症とストレスの関連が示唆されているが、行動的問題を精査する前に、病歴、問診、身体検査所見、尿検査（培養検査を含む）、画像診断、さらには血液検査や膀胱鏡検査などを実施し、他の内科的疾患を除外することが重要である。特に尿道栓子や、FICの次によくみられる尿路結石は、尿道閉塞を伴う致死的疾患なので、早期鑑別・対処が要求される。

Keyword

□尿路疾患　□猫　□ストレス　□交感神経　□エイコサペンタエン酸（EPA）　□ドコサヘキサエン酸（DHA）　□環境エンリッチメント　□ウエットフード

1 FICとは

猫特発性膀胱炎（Feline Idiopathic／Interstitial Cystitis；FIC）は間質性膀胱炎、無菌性膀胱炎とも呼ばれ、下部尿路疾患の臨床症状を呈する原因不明の病態と定義される。

臨床症状には、血尿、有痛性排尿障害、頻尿、不適切な場所での排尿が含まれ、3～7日間内に自然に寛解することが多い。症状の程度、再発の有無や頻度は様々である。ウレアーゼ産生菌感染や結石症による下部尿路疾患のように、明確な原因が不明なことから確実な治療方法は今のところ存在しない。

FICとストレスの関連については広く研究されており、FICの猫に外因性負荷をかけた研究では、健康な猫に比べて、交感神経出力上昇、血中カテコールアミン濃度上昇、膀胱壁透過性亢進、副腎萎縮、副腎機能低下といった異常が認められている（Westropp et al. 2006）。また、これらの猫に「環境エンリッチメント（居心地の良い環境作り）」（コラム参照）を施して、外因性ストレスを軽減した研究では、血中カテコールアミン濃度低下や膀胱壁透過性低下がみられた（Westropp et al. 2007）。また、FIC猫では、物理的・感情的ストレスへの露出に伴い、臨床症状が悪化することがわかっている（図3-6-1）。

2 FICの治療

確立されている治療方法はなく、臨床症状の軽減や再発防止・遅延を目指す。尿道栓子や尿道痙攣に対しては、尿道カテーテルやα1遮断薬（筆者はフェノキシベンザミン2.5mg/頭（猫）1日2回、プラゾシン0.5mg/頭（猫）1日2回を好む）、鎮痛剤を用いた治療を施す。

内科的治療には、疼痛管理（ブプレノルフィンなど）、栄養療法、ストレス管理があげられ、

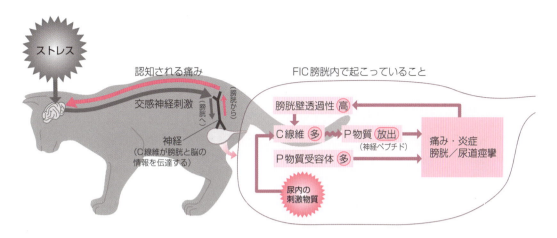

図3-6-1　FIC猫の臨床症状悪化のメカニズム

尿路感染が確定されたときのみ抗菌薬療法を用いる。

(1) 食事管理の有効性

a．水

　FIC猫の臨床症状緩和には、ウエットフード給与が効果的である。Markwellら（1999）が46頭のFIC猫を対象に1年にわたりウエットフード給与を行ったところ、臨床症状の改善、再発率の低下がみられた。

　この研究には、ウエットフードに含まれる水分が尿を希釈し、尿中の結晶生成ミネラルや炎症性物質濃度の低下および刺激物質の尿排出につながる、という仮説が立てられている。

　また、ウエットフード給与に変更することによって、風味が良くなり、さらに飼い主の介入頻度が増加するなどの良い効果も伴うため、FICの原因であるストレスが軽減されるのではないかとも考えられる。

　水分摂取量を増やす方法には、ウエットフード給与の他に、出汁（チキンスープ）添加、流水へのアクセス（噴水型の給水器）、新鮮な水を常に用意するなどの方法もある（図3-6-2）。

b．療法食

　強い抗炎症作用を持つエイコサペンタエン酸（EPA）、ドコサヘキサエン酸（DHA）、およびビタミンEなどの抗酸化成分を多量に含む療法食を与えられたFIC猫は、対照食を与えられた猫に比べ、FIC症状の再発率が有意に低かった（Kruger 2013）。

　市販の総合栄養食のω-3脂肪酸と抗酸化成分含有量は療法食のそれに比べ著しく低いことから、FIC猫に療法食の長期給与を推奨する。

c．その他

　給与方法やフードの変更を行う際は、従来の

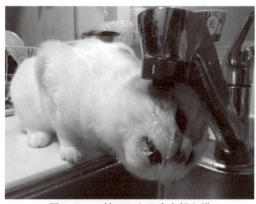

図3-6-2　蛇口からの水を好む猫
[写真提供：宮本梨加]

ものを選択肢に残しつつ、数週間にわたって徐々に割合を増やして行く。

（2）ストレス管理

FIC臨床症状の緩和、再発防止のために、猫（特に室内猫）が日常的に受けるストレス軽減を心がける。

ストレス管理には、内科的治療と、環境エンリッチメントが含まれる。フルオキセチンやクロミプラミンなどの向精神薬や、フェロモンスプレー（フェリウェイ®）を用いる場合もあり、L-トリプトファン（セロトニンの前駆体となるアミノ酸）やα-カソゼピン（加水分解乳タンパク）添加（またはこれらを含有する療法食）の不安・恐怖、ストレス軽減効果も示唆されている。

環境エンリッチメント（コラム参照）のストレス管理効果が明確に証明されていることから、猫にとって居心地の良い環境作りを最優先し、必要があれば補助的に薬剤や療法食、サプリメントを併用する。

確認事項

- □ FIC発症とストレスについて
- □ 水分供給の有効性について
- □ 環境エンリッチメントについて

【参考文献】

1) Buffington CA, Westropp JL, Chew JD, Bolus RR. 2006. Clinical evaluation of multimodal environmental modification（MEMO）in the management of cats with idiopathic cystitis. *J Feline Med Surg* 8 : 261-268.
2) Kruger JM, Lulich JP, Merrills J. 2003. A year-long prospective, randomized, double-masked study of nutrition on feline idiopathic cystitis. *Proc Annual ACVIM Forum* 2013 : 503.
3) Markwell PJ, Buffington CA, Chew DJ, et al. 1999. Clinical evaluation of commercially available urinary acidification diets in the management of idiopathic cystitis in cats. *J Am Vet Med Assoc* 214 : 361-5.
4) Westropp JL, Kass PH, Buffington CA. 2006. Evaluation of the effects of stress in cats with idiopathic cystitis. *Am J Vet Res* 67 : 731-736.
5) Westropp JL, Kass PH, Buffington CA. 2007. In vivo evaluation of α_2-adrenoceptors in cats with idiopathic cystitis. *Am J Vet Res* 68 : 203-207.

練習問題

問題24 猫の特発性膀胱炎（FIC）について、正しいものを選びなさい。

① 猫の下部尿路疾患のうちで、最も大きな割合を占めるのは、特発性膀胱炎ではなく尿石症である。

② 雄猫ではストルバイト性の尿道栓子が一般的なので、尿をアルカリ性にする食事が良い。

③ 再発と自然治癒を繰り返すが、ウエットやω-3多価不飽和脂肪酸（PUFA）補充フードの給与が推奨される。

④ ウレアーゼ産生菌の尿路感染が一般的な原因であるため、食事管理に抗菌薬療法を加える。

⑤ 環境エンリッチメントとして、単独飼育よりも多頭飼育が推奨される。

（解答はP.154参照）

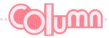

環境エンリッチメント（Buffington et al. 2006）

　ストレス要因には、人間との関わり（家族、来客）、猫との関わり（同居猫、外猫）、騒音、または住居、トイレ、刺激不足などの環境的な問題も含まれる。猫が猫らしく、プライバシーを守りつつ、かつ適度な刺激を受けられる生活ができる環境を整えるためには、飼い主の理解と協力が必要不可欠である。

　猫特有の探索行動、捕食行動、狩猟行動、引っ掻き行動、特殊な排泄行動を満たす環境を与えることで、物理的・感情的なストレスを軽減することができる。このために玩具や爪研ぎ、キャットタワー等を設置し（図3-6-3）、給与方法（フードディスペンサー玩具、フード隠し）やトイレの設置にも気を配る。キャットタワーや室内の家具は、フードを隠したり、トイレやご飯時のプライバシーを守るバリアとしてだけではなく、三次元空間を与えることで室内密度を下げ、猫同士の競争（空間、物資）を防ぎ、また複雑味を増すことで、知的刺激となる。また猫は元来清潔なトイレを好む動物であるが、FIC猫は「トイレ＝排尿痛」を連想する傾向にあり、トイレに対して、さらに神経質になりがちである。トイレ拒否を防ぐために、猫の好みに合う清潔なトイレ環境を整え、個体差に応じる様々なオプション（砂、ボックスの種類、設置場所）を与えるよう心がける（図3-6-4）。

　室内猫のストレス要因、環境エンリッチメント・トイレに関するアイデアはオハイオ州立大学・獣医学校"Indoor Pet Initiative"（https://indoorpet.osu.edu/home）を推奨する。

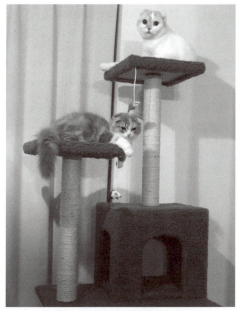

図3-6-3　キャットタワー
キャットタワーで3次元空間・プライバシーを楽しむ猫
［写真提供：宮本梨加］

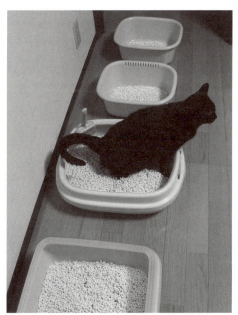

図3-6-4　トイレビュッフェ
トイレビュッフェで猫に好みのトイレタイプや砂の粒子サイズなどを選ばせる。
［写真提供：Tokyo Cat Specialists］

7 肥満

要約・重要事項

肥満は犬猫で年々増加しており、重篤な病気の危険因子である。

ペットの寿命を延ばし、QOLの向上を推進するには、正しい問題意識の確立と予防、緻密な食事計画が重要である。ペットの体重管理は飼い主の協力が必要不可欠なことを認識し、正しい現状評価と栄養管理の理解へ向けての徹底的な飼い主教育を施す。

また、減量は長期戦になることから、数ヵ月にわたるこまめな体重測定や給餌量の調整、飼い主へのメンタルサポート（おねだりに屈しないよう）など、アニマルケアチーム一人ひとりの協力が大切である。

Keyword

□肥満　　□過体重　　□ボディコンディションスコア（BCS）　　□除脂肪体組織量
□食事歴

肥満は、コンパニオンアニマルで最も一般的な栄養疾患であり、その数は年々増加している。米国のペット肥満予防協会（Association for Pet Obesity Prevention；APOP）が毎年実施する国内調査では、2014年の犬猫の過体重・肥満率は54％と推定され、日本全国の動物病院18軒、190頭の猫を対象とした調査では56％であった（Mori et al. 2015）。

肥満・過体重は、エネルギー不均衡による疾患で、エネルギー摂取が消費を超え、余分なエネルギーが脂肪として、体内に過剰に蓄積した状態を指す。理想体重を10％上回った状態を過体重、20％を上回った状態を肥満という。

肥満に随伴して起こる病態には、脂質代謝異常、インスリン抵抗性が含まれ、肥満はがん、呼吸器疾患、犬での整形外科疾患や膵炎、猫での糖尿病、脂肪肝、下部尿路疾患などのリスクファクターとなる（Lund et al. 2006）。

肥満は脂肪細胞から分泌されるサイトカイン（TNF-α など）によって持続的な全身性炎症を引き起こし、炎症反応に伴う骨関節炎や糖尿病などの合併症の原因とも考えられる。

総じて、肥満・過体重の動物は短命の傾向があり、コンパニオンアニマルがより長く、健康に過ごせるよう体重管理を予防医療・先制医療の一環として積極的に行う必要がある。

内分泌疾患が原因である場合を除き、肥満治療は栄養管理と運動が主となる。

1 減量のための栄養管理

（1）問題提起

APOPが、2013年に実施した米国の獣医師と飼い主を対象としたアンケート調査では、獣医師に肥満・過体重と診断された犬猫の飼い主のうち、約90％が自身のペットの体重を正常だと感じていた。

さらに42%の飼い主が自身のペットの理想体型がどのようなものかわからない、と報告している。飼い主の認識のずれ "Fat gap"（APOP）を埋めるための教育と、指標となる肥満判定の基準の確立が問題解決への鍵となる。

（2）栄養状態の評価

a．肥満の判定

治療戦略構築のために正しい肥満度の判定と、それに基づいた理想体重の設定が重要となる。最も一般的な脂肪蓄積の指標として、獣医療では、ボディコンディションスコア（BCS）が使用されている。

b．理想体重の求め方

9段階評価において、理想体型BCS 4〜5（5段階評価では3）の犬の体脂肪率は15〜20%、猫は25〜30%程度であり、BCS変化は1スコアあたり、体脂肪率変化5%（5段階評価の場合10%）に相当する。

これに基づいて、理想体重を現在の体重とBCSから求める推定方法は、下記で表される。

理想体重＝現在の体重×（100−体脂肪率%）÷0.8

上記方程式は、以下の仮定や定理に基づいて導出された。

① 体重$_{kg}$＝脂肪組織量$_{kg}$＋除脂肪体組織量$_{kg}$
② 除脂肪体組織量は、体重の増加に影響されない。
　よって、除脂肪体組織量$_{現在の体重}$
　　＝除脂肪体組織量$_{理想体重}$
③ 理想体型BCS 5/9（または3/5）の場合、体脂肪率（脂肪体組織量）≅20%、除脂肪体組織量≅80%である。
④ BCS 1スコアごとに体脂肪率が5%変化する（5段階の場合10%）。

例えば、体重10kg、BCS＝7/9の犬の理想体重を求める場合、理想のBCS 5/9より2スコア上昇している犬の体脂肪率は、20%＋2スコア（5%）＝30%。

$$10\,kg×（100−\underset{\underset{30\%}{\rule{0pt}{0pt}}}{体脂肪率}）÷0.8$$

＝10kg×70%÷0.8＝8.8kg　と求められる。

第2の推定方法は、体重変化率に基づく。

理想体重を基準として、10%（5段階評価の場合20%）の体重増加がBCS 1スコアの上昇に相当する。

例えば、BCS 9の犬の体重は理想体重（理想体型を5/9と設定した場合）より40%重い（すなわち理想体重の140%）。したがって、理想体重は現在の体重を、体重変化率に基づく係数（division factor）で、除することで求められる（表3-7）。

表3-7　BCS変化と体重変化率に基づく係数

BCS		体重変化率	係数
6/9		110%	1.1
7/9	4/5	120%	1.2
8/9		130%	1.3
9/9	5/5	140%	1.4

体重10kg、BCS＝7/9の犬の理想体重を求める場合、理想のBCS 5/9に比べ2スコア上昇している犬の体重増加率は、2×（10%）＝20%であり、したがって係数は1.2。

10kg÷1.2＝8.3kg　と求められる。

例題からも明らかなとおり、上記方程式はあくまでも推定値・目安を求めるものであり、絶対的に正確なものではない。また、方法2は、体重が理想体重の1.4倍の個体には適用できないことも注意したい。

いずれにしても、減量プログラム中の継続的

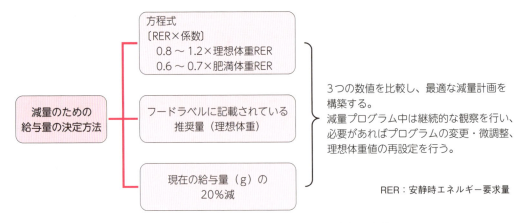

図3-7 減量に要するエネルギー要求量の指定の方法

な観察とBCS判定、変化に基づいた理想体重の再調節・設定が重要であり、飼い主の深い理解と協力が必須である。

（3）エネルギー要求量の推定

減量のためのエネルギー要求量は3通りの方法で推定される（図3-7）。

いずれの方法で進めるにしても、現在の食事給与量を把握し、推定値と比較することは、今後の食事計画の構築に役立つ。

a．現在の食事給与量に基づいた方法

軽度の過体重・肥満の場合、現在の給与量の60～80％を給餌する。

このためには詳細な食事歴を取り、現在、対象動物が口にしているすべての食事、おやつ、家族の食べ残し、サプリメントや薬剤を把握し、日々のカロリー摂取量を算出する必要がある。

b．市販フードのパッケージに記載されている給与量に基づいた方法

軽度の過体重・肥満の場合、理想体重に基づいて記載されている給与量を参考にする。ペットフードに表示されている給与量は過大に見積もる傾向があるので注意したい。

c．理想体重の維持エネルギー要求量に基づいた推定法

動物の安静時エネルギー要求量（RER）は、眠らず、安静にしている状態のエネルギー消費量を表し、これは代謝が活発な組織のエネルギー要求量に相当し、肥満組織のエネルギー要求量は含まれない。

一般的にRERは、以下の2つの方法を用いて算出される（Thatcher et al. 2000）。

①	方程式1 = 30（理想体重$_{kg}$）+ 70
②	方程式2 = 70（理想体重$_{kg}$）$^{0.75}$

（①は2～45kgの動物以外には適用されない）

維持エネルギー要求量（MER）は活動、消化、排出、など授乳や妊娠を含むすべての状態のエネルギー消費量を表し、理想体重を維持、または、理想体重に到達するために必要なカロリー量に値する。

MERの推定値は、RERに維持、不妊・去勢の有無、減量、労働、病気、成長、妊娠、泌乳など、それぞれに適したエネルギー要求量を反映する係数を乗じて算出する。減量のための係数は、犬で1.0～1.2、猫で0.8である。

これより過剰な食事量の減少（減食）は必須

栄養素の制限につながり、大変危険である。現在の動物の1日のカロリー摂取量が、RER×減量係数より低い場合は、専門医への相談が推奨される。この推定法はあくまで平均的な動物に適用するものであり、エネルギー要求量には個体差があるので、継続的な観察と綿密な管理が必須である。

（4）再診・モニタリング

エネルギー要求量や環境に個体差があることから、体重変動の観察を定期的に行い、必要があればプログラムの変更・微調整、理想体重値の再設定を行う。

再診は2〜4週間ごとに行い、体重、筋肉の状態（マッスルコンディションスコア：MCS）、必要であれば食事歴を再度作成する。目安として週に0.5〜2%の体重減少速度が好ましく、これに満たない場合はカロリー摂取量を5〜10%下げ、これを超す場合は5〜10%増加させ、2週間後に再度評価する。体重減少速度の設定は個体によって調整する。

例えば、肥満猫は、急激な減量による脂肪肝による恐れから、低めの0.5%／週に設定し、インスリン投与量の調整が必要な糖尿病犬でも同様である。カロリー摂取量を下げる場合は、タンパク質給与量の再確認を忘れないようにしたい。理想のBCSに到達した時点で、カロリー摂取量を5〜10%増加し、4〜8週間体型を維持できるかどうか観察する。

2　食事管理の有効性

（1）留意すべき栄養素

① 水

満腹感を与えることで、減量効果が期待される。ウエットフードはドライフードに比べ水分含量が多いことから、可能であれば食事計画に取り入れたい。

② 繊維質

満腹感を与え、糞便の質を向上させる効果があるが、排便の回数を増加させる恐れもある。したがって、整形外科疾患や神経疾患など、運動機能に障害がある動物には注意を要する。

③ 脂質

低エネルギー密度な低脂質フードが推奨されるがリノール酸やα-リノレン酸、EPA・DHAなどの必須脂肪酸の制限は避けたい。したがって、重度肥満の場合、エネルギー摂取量の制限に伴う栄養不足を防ぐため、減量用療法食を与えるべきである。

④ タンパク質

タンパク質制限が必要な場合（疾病など）を除いて、高タンパク質のフードを給与する。犬では現在の体重1kgに対して2g、猫では4gのタンパク質を与える。

減食により、このレベルのタンパク質給与が難しい場合は、最低でも犬猫の理想体重1kgに対して、それぞれ2g、4gのタンパク質を与えるよう心がけたい。これは除脂肪体組織（筋肉組織）量をできるだけ維持するために必要なタンパク量である。

患者の1日あたりのタンパク質摂取量は、給与しているフード1000kcalあたりのタンパク質含有量（g）と1日のフードの摂取量から求める。

（2）フードの選択

大きく分けて3種類のフードが、使用可能である。

① 健康な動物用総合栄養食

軽度の過体重で、急激なカロリー制限を要

7 肥満

さない場合は、従来のフードを与えてもかまわない。その場合、今までの給与量の60〜80％を与えるか、算出したMERに相当する量を給与する。

② 減量用療法食

一般的にカロリー密度が低く、低脂肪、タンパク質と必須栄養素が高いものであり、急激なカロリー制限を要するケースで推奨される。

高繊維質のものは空腹を抑える効果もあり、「おねだり」に弱い飼い主など、給与制限が困難な環境の動物に最適である。

③ 家庭食

療法食を用いても減量が困難な動物、また療法食では対応できない併発病を持つ動物に適用される場合もある。この際、栄養不良や栄養性疾患を避けるために、食材の組成やサプリメントに精通している米国獣医臨床栄養学専門医によるカウンセリングを強く勧める（http://www.acvn.org/）。米国の専門医による電子メールやファクスでの相談やレシピ処方の有料サービスを提供している施設やサイトもあるので、積極的に取り入れたい。

確認事項

☐ 肥満に随伴する疾患について

☐ BCSについて

☐ 理想体重、エネルギー要求量の求め方について

【参考文献】

1) Lund E, Armstrong P, Kirk C. 2006. Prevalence and risk factors for obesity in adult dogs from private US veterinary practices. *Intern J Appl Res Vet Med* 4 : 177-186.

2) Mori N, Iwazaki E, Okada Y, Kawasumi K, Arai T. 2015. Overall prevalence of feline overweight/obesity in Japan as determined from a cross-sectional sample pool of healthy veterinary clinic-visiting cats in Japan. *Turk J Vet Anim Sci* 40(3) : 304-312.

3) Thatcher CR, Hand MS, Remillard RL. 2010. An iterative process. In : Hand MS, Thatcher CR, Remillard RL, et al. eds., *Small animal clinical nutrition*, 5th ed., Topeka KS : Mark Morris Institute, 3-21.

4) APOP 2013 Obesity Facts and Risks. http://www.petobesityprevention.org/2013-obesity-facts-risks/（アクセス日：2016/9/1）

5) APOP 2014 Obesity Facts and Risks. http://www.petobesityprevention.org/pet-obesity-fact-risks/（アクセス日：2016/9/1）

練習問題

問題25 10kg、BCS 7/9の犬の理想体重が8.3kgの場合、RERは何kcal/日であるか求めよ。

（解答はP.155参照）

肥満関連の疾患

> **要約・重要事項**
>
> 肥満に伴う疾患で食事管理が重要とされるものに糖尿病と高脂血症があげられる。基礎疾患の肥満を治療するとともに、各疾患特有の食事管理を施すことで、より良い病態コントロールを目指すことが重要である。

Keyword

【糖尿病】	□ 1型（インスリン依存性）糖尿病　□ 2型（インスリン非依存性）糖尿病
	□ 膵臓ランゲルハンス島β細胞　□ 高血糖　□ グルコース
	□ インスリン　□ ヘキソキナーゼⅣ（グルコキナーゼ）
【高脂血症】	□ トリグリセリド　□ コレステロール　□ カイロミクロン
	□ 超低比重リポタンパク（VLDL）　□ 一過性高脂血症
	□ 原発性高脂血症　□ 続発性高脂血症

1 糖尿病

糖尿病は糖代謝の異常を引き起こす病態で、肥満に伴う代表的な疾患である。

糖尿病には2つのタイプがあり、インスリン分泌不足による1型（インスリン依存性）と、インスリンの反応性が低下する2型（インスリン非依存性）に分類される。

インスリン依存性糖尿病は、犬でよくみられ（German 2006）、膵臓ランゲルハンス島β細胞が破壊されることにより引き起こされるものである。これは自己免疫性疾患や炎症によるものと考えられている。

一方、猫でよくみられる（German 2006）インスリン非依存性糖尿病は、肥満（Lund et al. 2006；Laflamme 2012）、ストレス、加齢などによって、正常に分泌されたインスリンへの反応性が低下するものである。また、猫では時間の経過とともに2型が1型に、1型が2型に変化する場合もある。いずれの場合においても、細胞でのインスリンの働きが不十分になることで、血中のグルコース濃度が増加し、筋、脂肪、肝臓組織で必要とされるグルコースの取り込みが阻害される。主な臨床症状としては、多飲多尿、多食、体重減少、高血糖、糖尿がみられ、進行するとケトアシドーシスや神経症状を発症する。

(1) 治療

インスリン依存性糖尿病において、インスリン投与は必要不可欠で、食事管理を併用することで、より良い血糖コントロールを達成することが可能である。

一方、非インスリン依存性肥満猫では、食事療法と体重管理だけでも治癒する場合がある。いずれの場合においても、各患者特有の健康状態、ボディコンディションスコア、併発疾患、

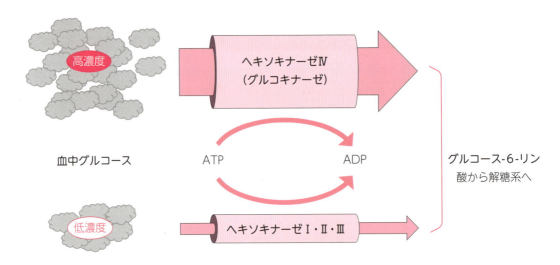

図3-8　異なる血中グルコース濃度に対する酵素の作用

フードの栄養組成、必要エネルギー、給餌スケジュールなどをよく考慮し、治療方針を確立すべきである。

(2) 食事管理の有効性と留意すべき栄養素

① 水

新鮮な水を常に用意する。

② エネルギー

理想の体重を目指して給餌するよう心がけるが、インスリン投与中の犬では、適切用量の変動を防ぐため過激な減量を行わない。したがって1日あたりのエネルギー給与量は、理想体重の1.4～1.6×RERが好ましい。

インスリン依存性糖尿病犬では、エネルギー源の細胞への取り込み不足による体重の減少もまた珍しくない。したがって的確な血糖コントロールと、体重増加のための十分なカロリー摂取が重要である。

肥満猫では、減量による治癒が期待されることからカロリー制限が推奨される。減量ガイドライン（P.82～参照）に添って食事療法を行うが、この際カロリー制限によるタンパク質摂取の低下に十分に注意する。

③ 水溶性炭水化物

通常、グルコースは重要なインスリン分泌促進物質であり、その生理学的効果は摂取された炭水化物の消化吸収速度によって変化する。

急激なインスリン分泌は脂肪の備蓄とインスリンの枯渇につながり、糖尿病を引き起こすと考えられている。これを受け、近年、獣医領域においても炭水化物を敵視する傾向がみられるようになった。

特に、肉食動物である猫への炭水化物摂取の影響については議論が尽きない。猫は解糖系において律速酵素であるヘキソキナーゼのうち、高濃度のグルコースを処理するヘキソキナーゼⅣ（グルコキナーゼ）活性を欠いている（Tanaka et al. 2005）（図3-8）。

さらに、多数の研究で炭水化物制限による血糖値の安定と糖尿病の寛解への効果が示唆されている。国際猫学協会（International Society of Feline Medicine；ISFM）は、「猫の糖尿病管理に係るコンセンサスガイドライ

ン（2015）」において現時点では低炭水化物フード（3g／100kcalまたはME［代謝エネルギー］の12%以下）の給与が適切であると提言している（Sparkes et al. 2015）。

同時に、炭水化物の量だけではなく、その種類も食後血糖上昇反応を左右することも明らかになってきている。またBackusら（2009）での研究では、市販フードに含有される炭水化物は高血糖を誘発しないことを示しており、さらに他の研究では、肥満は高炭水化物フードより高脂肪フードによって誘発されることがわかっている。

現時点では低炭水化物フード給与が推奨されるが、相反する主張が次々に上がってくる状況を踏まえて、今後の動向に注視したい。また併発疾患があり、炭水化物制限が困難な場合は非インスリン依存性糖尿病猫においてもインスリン投与が主体のアプローチを検討する。

④　繊維質

繊維質（特に水溶性繊維）は、胃排出、腸での栄養の吸収を遅らせることから、炭水化物の消化・吸収を遅らせ、食後のインスリンピークを抑える働きがある。

また、満腹感を与えることから、肥満動物への減量効果も期待できる。ペットフードの表示にみられる粗繊維分析値に水溶性繊維は含まれていないことに注意したい。

⑤　脂質

肥満や脂質代謝異常がみられる犬猫では制限する。一般的に犬においての脂質制限の程度は現在の摂取量に相対して行う。

脂質異常や不耐症がみられない、または削痩がみられる犬の場合は、高脂肪・高エネルギー食を与える。

⑥　タンパク質

筋肉量を維持するために適切な用量を与えることを心がける。特に糖尿病動物ではアミノ酸が過剰に尿から排出される恐れもあり、また細胞内の糖不足によるエネルギー代謝の変化によりタンパク質異化が誘発され、筋肉量の低下（サルコペニア）が引き起こされる場合もある。

また、肥満に対するカロリー制限によって、タンパク質量が誤って必要摂取量を下回ってしまう場合がある。したがって、タンパク質制限を要する併発疾患がない動物には可能な限り高タンパク質（推奨値の上限）の食事が好ましい。

（3）まとめ

栄養上、最も重要な糖尿病の管理方法は給餌スケジュールと体重管理である。特にインスリン投与を受ける犬では1日に2回（12時間ごと）の給餌と食後の投与を安定して実施することが重要である。

おやつは極力避け、与える場合は食事時に行う。肥満猫でのカロリー制限は治癒につながる可能性が高いことから徹底して行うが、過度なタンパク質制限を引き起こさないよう注意する。

栄養素の影響については賛否両論があり、個体差もみられるので、併発疾患がある場合はそちらの食事管理を最優先し、各個体に合わせた食事療法を適応することを心がける。

2　高脂血症

血中のトリグリセリドやコレステロール、または両者の上昇を引き起こす脂質代謝の異常を高脂血症という。

これらはリポタンパク質の過剰な産生または分解の減少により起こり、食事性高脂血症、原発性高脂血症、および続発性高脂血症の3つに

分けられる。食後の一過性高脂血症は、犬猫では最も一般的な生理現象であり、これは食後のカイロミクロンの上昇によるものである。食事由来のトリグリセリドはカイロミクロンによって運ばれることから、高トリグリセリドはカイロミクロンが分解されるまでの食後7～12時間にわたってみられる場合もある（Bauer 2004；Johnson 2005）。

しかし、健康な犬猫では、たとえ高脂肪食を与えたとしても、血中トリグリセリド値が500mg/dLを超えることはない。一方、カイロミクロンはほんの一部のコレステロールしか運搬しないことから、食事摂取が食後のコレステロール値に影響を及ぼすことはない。

原発性高脂血症は遺伝性、または家族性のものを指し、ミニアチュア・シュナウザーの特発性高脂血症と家族性高カイロミクロン血症があげられる。ミニアチュア・シュナウザーでは超低比重リポタンパク（VLDL）の上昇が認められ、猫ではカイロミクロンの上昇が主である。続発性高脂血症は糖尿病、甲状腺機能低下症、副腎機能亢進症などの内分泌疾患や肥満に伴うものが含まれ、その多くは基礎疾患の治療によって改善される。膵炎と高脂血症との関連も示唆されているが、その因果関係については議論の余地がある。

多くの犬猫では高脂血症の臨床症状は認められず、血液検査で顕在化する場合が主である。しかし、膵炎、胆嚢粘液嚢腫、空胞性肝障害や動脈硬化などの重篤な合併症との関連も示唆されることから、トリグリセリド、コレステロールがそれぞれ5.65 nmol/L・500 mg/dL（Ford 1996）、750 mg/dL以上の場合は治療を施すべきである。

（1）治療

続発性高脂血症の場合は基礎疾患を治療し、4～6週間後に経過を評価する。原発性高脂血症の主な治療法は食事の脂質制限である。食事管理の効果がみられない場合は薬剤治療やサプリメントを試みる。

（2）食事管理の有効性

カイロミクロンは食事由来の脂質によって産生される。高脂血症の主な治療方法は低脂肪食による外因性（食事由来）脂質の制限である。一般的に脂質は食事のME（代謝エネルギー）含量の20％以下（1000 kcalにつき脂質が20 g）が推奨されているが、脂質10％以下の過剰な制限が必要な場合も珍しくない。

各患者の食事歴から発症時の食事の脂質含量を把握し、相対的に脂肪分の低いフードを選択する。また、高エネルギーフードがVLDLの産生を亢進することから、特に肥満動物では低カロリー減量食が推奨される。

（3）サプリメントの有効性
● ω-3多価不飽和脂肪酸

VLDLの代謝に障害がある動物では低脂肪食の効果がみられない場合がある。

魚由来のエイコサペンタエン酸（EPA）、ドコサヘキサエン酸（DHA）は、トリグリセリドを産生する酵素に結合しにくいことから、VLDLの過剰産生を抑制する働きがあると考えられ、高脂血症のヒトや実験動物、また健康な犬で血中のトリグリセリドの減少が証明されている。

確認事項

□ 1型と2型糖尿病の相違について

□ 猫の糖代謝について

□ 原発性高脂血症と続発性高脂血症について

□ 高脂血症のリスクファクターについて

【参考文献】

1) Bauer JE. 2004. Lipoprotein-mediated transport of dietary and synthesized lipids and lipid abnormalities of dogs and cats. *J Am Vet Med Assoc* 224 : 668-675.

2) German AJ. 2006. The growing problem of obesity in dogs and cats. *J Nutr* 136 : 1940-1946.

3) Johnson MC. 2005. Hyperlipidemia disorgers in dogs. *Comp Conti Educ Practi* 27 : 361-364.

4) Laflamme DP. 2012. Companion Animals Symposium : Obeisty in dogs and cats : What is wrong with being fat ? *J Anim Sci* 90 : 1653-1662.

5) Lund E, Armstrong P, Kirk C. 2006. Prevalence and risk factors for obesity in adult dogs from private US veterinary practices. *Intern J Appl Res Vet Med* 4 : 177-186.

6) Sparkes AH, Cannon M, Church D, et al. 2015. ISFM Consensus Guidelines on the Practical Management of Diabetes Mellitus in Cats. *J Fel Med Surg* 17(3) : 235-250.

7) Tanaka A, Inoue A, Takeguchi A, et al. 2005. Comparison of expression of glucokinase gene and activities of enzymes related to glucose metabolism in livers between dogs and cats. *Vet Res Commun* 29 : 477-485.

8) Xenoulis PG, Steiner JM. 2010. Lipid metabolism and hyperlipidemia in dogs. *Vet J* 183(1) : 12-21.

練習問題

問題26 糖尿病に関して、正しい記述はどれか。

① 糖尿病犬ではインスリン投与は必要ない。

② 糖尿病は肥満を誘発する。

③ 糖尿病はインスリンの絶対的不足により生じる場合もある。

④ グルコキナーゼは低濃度グルコースを処理する酵素である。

⑤ 血糖値の安定化のために自由採食法が推奨される。

(解答はP.155参照)

9 猫の甲状腺機能亢進症の食事管理

要約・重要事項

　甲状腺機能亢進症は、一般的に高齢期の猫においてみられる原因不明の内分泌疾患の一つである。多食、多尿、多飲、体重減少に加え、神経過敏、攻撃的な行動異常がみられる。循環器系疾患や腎臓病の併発もみられる。

　多くは触診にて腫大した甲状腺が確認できる。診断は血液中の総チロキシン（T_4）の高値で確定するが、遊離のT_4（fT_4）を測定しなければならない場合もある。

　血液中のT_4濃度を基準値範囲内に収めることが治療目標であり、そのための薬物療法と外科療法が一般的である。最近、第3の治療法として、低ヨウ素食の給与が登場した。

　T_4値が正常化すると、隠れていた腎機能低下が顕在化する場合がある。したがって、不可逆的な甲状腺の摘除に至る前に可逆的な薬物療法もしくは食事管理を行い、病気の全体像を把握することが望ましい。

Keyword

□甲状腺ホルモン　□トリヨードサイロニン（T_3）　□チロキシン（T_4）　□ヨウ素（I）

1　猫の甲状腺機能亢進症とは

　甲状腺機能亢進症は、1979年に初めて報告され、それ以降、各国で報告されるようになり、有病率は一貫して上昇した。米国の9つの大学の記録を後ろ向きに調査したある報告によると（Edinboro et al. 2004）、1978〜82年当時は1000来院回数あたり、1.15頭であったが、1993〜97年では20.24頭（p<0.001）と増加していた。高齢期の猫にみられ、原因としては環境ホルモンが疑われているが、依然として原因の特定には至っていない。

　獣医療検査センターの報告によると、7歳齢以上の猫の10%以上に認められ、発症の大部分は10歳齢以上である。

　高齢猫にみられる食欲低下を示さない体重減少として来院し、多食、多尿、多飲、嘔吐、下痢などの症状のほか、脱毛症または被毛粗剛や、神経過敏、攻撃的な行動異常がみられる。高血圧、頻脈など循環器系の疾患や腎臓病の併発もみられる。

　多くは触診にて腫大した甲状腺が確認できるが、胸腔内に移動した場合は触診による確認は困難である。

　本疾患は腺腫性過形成によるものが大部分で、腺癌は少ないと考えられる。ほとんどは血液中の総チロキシン（T_4）単独の濃度測定で高値を示すことで確定診断する。単発の検査でT_4が基準値内にあっても、複数回の検査を行うことが推奨される。T_4単独で確定診断がつかない場合は遊離のT_4（fT_4）値を測定する。

　甲状腺機能亢進症の治療目標は、血液中のT_4濃度を基準値範囲内にコントロールするこ

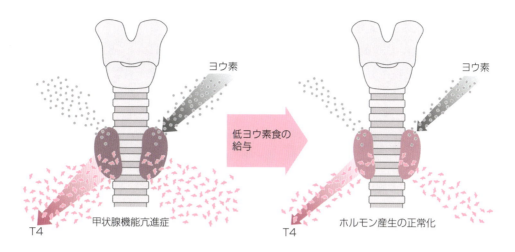

図3-9 低ヨウ素食によるホルモン産生の正常化
0.1～0.3ppm（乾物量あたり）のヨウ素を含む食事は、甲状腺機能亢進症の猫に対して安全かつ有効な治療となる。

とであり、抗甲状腺薬（チアマゾールなど）による薬物療法と甲状腺を摘除する外科的治療（海外では放射性ヨウ素療法という選択肢もある）に加えて、低ヨウ素食の給与があげられる。

高齢期の猫には腎臓病の併発が認められる。甲状腺機能亢進症では糸球体濾過率が増加するため、腎機能低下があっても、そのことを示す血液生化学的パラメータに反映されない場合がある。甲状腺機能亢進症の治療により、T_4レベルが正常化すると、隠れていた腎機能低下による高窒素血症などが顕在化する場合がある。したがって、不可逆的な治療法である外科手術による甲状腺の摘除に至る前に可逆的な薬物療法もしくは食事管理を行い、病気の全体像を把握することが望ましい。ただし、投薬療法は毎日の投与が必要であり、飼い主に大きな負担をかける。

病気により攻撃的になった猫に対して、自宅での投薬ができない飼い主もいる。このことを考慮すると食事管理によるT_4コントロールは飼い主に受け入れられやすい妥当な選択肢となる。

2 ヨウ素摂取の制限と甲状腺ホルモン

経口的に摂取する食物や飲料から供給されるヨウ素を甲状腺が取り込むことで甲状腺ホルモンが産生される。

トリヨードサイロニン（T_3）とチロキシン（T_4）は生物活性を発揮するためにヨウ素（I）を必要とする。ヨウ素は環境中に微量にしか存在しない希少元素であるが、その唯一の生物学的な役割が甲状腺ホルモンの産生に関するものである。そのため、経口的に摂取するヨウ素の量を制限すると甲状腺ホルモンの産生を制限することができる。このことは、食事から摂取するヨウ素量を制限すれば、甲状腺ホルモンの生成量が減り甲状腺機能亢進症をコントロールできることを意味する（図3-9）。

実際、ヨウ素含有量0.17～0.32ppm（乾物量）の低ヨウ素食による食事療法を行うと、直接的にホルモン産生を正常化し、猫の甲状腺機能亢進症を、安全に管理できることが示された。

甲状腺機能亢進症の家庭飼育猫において、低ヨウ素食の効果を調査した。本研究では、225頭の自然発症の甲状腺機能亢進症の猫を対象とし

て、低ヨウ素食を給与し、給与開始4、8週目に身体検査、血中総T_4、臨床的評価項目（尿素、クレアチニンなど）、獣医師と飼い主の双方の満足度などが記録された（van der Kooij et al. 2014）。その結果、飼い主のコンプライアンスが高い場合において、4週間以内に血中総T_4濃度の正常化と臨床上の症状改善がみられた。

腎機能障害やその他の副作用は、この研究においては認められなかった。

3 低ヨウ素食による甲状腺機能亢進症管理の実際

甲状腺機能と腎機能のモニタリングは必須であり、総T_4値、BUN、クレアチニン、尿比重は、治療開始前に必ず測定する。

新規患者に食事療法を適用する場合は、抗甲状腺薬は併用せず、低ヨウ素食の単独給与を開始する。そして、通常食から低ヨウ素食への切り替えには、通常、1週間程度かけることを推奨する。食事が低ヨウ素食へと完全に切り替わったら、4週間後と8週間後に検診を行い、総T_4値をモニタリングする。

臨床試験では、4週間後で80％、8週間後に90％、そして、12週間後までに、ほとんどの患者で総T_4値の正常化が認められた。その後の経過観察は6ヵ月ごとを基本とするが、併発疾患が併存する場合は、より頻繁な検査が必要である。

抗甲状腺薬ですでに治療中の患者を抗甲状腺薬治療から食事療法に切り替える場合、とりわけ、医原性の甲状腺機能低下症に注意する必要がある。低ヨウ素食と抗甲状腺薬の併用により、甲状腺ホルモン量が過少となるリスクがある。そのため、抗甲状腺薬は食事療法開始時に中止することが重要である。

食事を低ヨウ素食に切り替える際には、飼い主と密に連絡を取りながら、甲状腺機能が正常になるまで頻繁に（1～2週間ごと）に観察し、低ヨウ素食への完全移行後も、少なくとも3～4ヵ月ごとに経過を観察する。もし、低ヨウ素食への移行後、12週間以上経過しても高T_4値が持続する場合は、低ヨウ素食以外の食物もしくは、何らかのヨウ素源を摂取している可能性がある。おやつなど、低ヨウ素食以外のものを猫が摂取していないかチェックし、適切な指導を行う必要がある。

4 健康猫への給与

低ヨウ素食は、健康猫の維持食として給与することは想定していないが、猫を多頭飼育している飼い主も少なくない。その場合、健康猫が低ヨウ素食を摂取することが考えられる。

低ヨウ素食のヨウ素含量（0.17～0.32ppm：DM値）は、同居の健康猫に長期給与しても、健康に支障を来すことはないレベルであることが確認されている（Wedekind et al. 2010）。

平均年齢4歳齢の健康猫に低ヨウ素食を与え、12ヵ月間の給与試験を実施したところ、血清総T_4、遊離T_4、T_3、TSH、CBC、ならびに血清生化学プロファイルは、全試験期間を通じて基準範囲内で推移し、臨床上の異常も認められなかった。

ただし、市販の低ヨウ素食は高齢期用の食事の栄養組成をベースに作られているため、同居の発育期、妊娠授乳期の母猫には与えられない。なお、念のための措置として、同居の健康猫には、大さじ1杯程度の市販の維持用フードを1日1回だけ追加給与することを療法食メーカーは推奨している。

通常の市販フード中には、原材料に影響されるが、ヨウ素レベルは一般的に高値（約3ppm：DM）を示す。

【参考文献】

1) Edinboro CH, Scott-Moncrieff JC, Janovitz E, et al. 2004. Epidemiologic study of relationships between consumption of commercial canned food and risk of hyperthyroidism in cats. *J Am Vet Med Assoc* 224（6）: 879-886.

2) van der Kooij M, Becvarova I, et al. 2014. Effects of an iodine-restricted food on client owned cats with hyperthyroidism. *J Feline Med Surg* 16 : 491-498.

3) Wedekind KJ, Blumer ME, et al. 2010. The feline iodine requirement is lower than the 2006 NRC recommended allowance. *J Anim Physiol Anim Nutr* 94 : 527-539.

練習問題

問題27 猫の甲状腺機能亢進症の記述や管理に関して、正しいのはどの記述か。

① 低ヨウ素食を与えて管理する場合、おやつなども与えて良い。

② 腫大した甲状腺を触知した場合、腺癌であるため摘除することが望ましい。

③ 血中 T_4 値が高値を示す場合、導入時には抗甲状腺薬と低ヨウ素食の併用が望ましい。

④ 外科療法の前に可逆的治療を試み、腎臓機能を把握することが推奨される。

⑤ 罹患猫は一般に過体重以上の若い猫で、多尿、多飲、過食を示し、次第に体重減少する。

（解答はP.155参照）

10 ω-3脂肪酸の消炎鎮痛機能

要約・重要事項

細胞膜を構成する多価不飽和脂肪酸（Poly Unsaturated Fatty Acid；PUFA）は局所ホルモンの前駆体となる。

炎症刺激によりホスホリパーゼA_2によって細胞膜から切り取られた脂肪酸のうち、アラキドン酸はシクロオキシゲナーゼなどの酵素により炎症を促進するメディエーター（エイコサノイド）を産生し、一方、エイコサペンタエン酸由来のエイコサノイドは炎症を緩和する働きがある。PUFAが持つこの特徴はいくつかの疾病管理に利用されている。

Keyword

□リノール酸　　□α-リノレン酸　　□エイコサペンタエン酸（EPA）

□ドコサヘキサエン酸（DHA）　　□アラキドン酸　　□ω-6　　□ω-3　　□PUFA

□シクロオキシゲナーゼ　　□リポキシゲナーゼ　　□非ステロイド系抗炎症薬（NSAIDs）

1 多価不飽和脂肪酸（PUFA）

多価不飽和脂肪酸は、不可欠な栄養成分であり、リン酸基とともに細胞膜の構成要素となる。

細胞が活動するうえで、PUFAは重要な役割を持ち、常に新陳代謝する組織を維持するために、食事から摂取しなければならない。

哺乳動物は摂取した脂肪酸の炭素鎖を延長させることができるが、ω-9位よりもメチル末端側に二重結合を挿入する不飽和化酵素を持っていないため、リノール酸（LA＝18：2＝ω-6）やα-リノレン酸（ALA＝18：3＝ω-3）を産生することができない（**図3-10-1**）。したがって、これらは必須脂肪酸といわれる。さらに、猫はω-6脂肪酸であるアラキドン酸（AA＝20：4＝ω-6）をその前駆体から合成する能力が極度に低いため、AAも必須脂肪酸となる（**図3-10-2**）。

必須脂肪酸の要求量は低く、犬のLA要求量は1％（DM）以上で、猫では0.5％以上のLA、0.02％（DM）以上のAAを食事中に含有していなければならない。

必須脂肪酸の欠乏症に関しては、P.128を参照されたい。

2 PUFAの起源

多くの海洋植物（植物性プランクトンや藻類）は、ALAの炭素鎖を伸ばし、二重結合を増やして炭素原子20～22個、二重結合5～6個のω-3 PUFAを産生する。

中型～大型の魚類や海産動物の体内には食物連鎖の過程で、長鎖ω-3 PUFAが蓄積される。その結果、海産魚油には、エイコサペンタエン酸（EPA＝20：5＝ω-3）とドコサヘキサエン酸（DHA＝22：6＝ω-3）が豊富に含まれる。

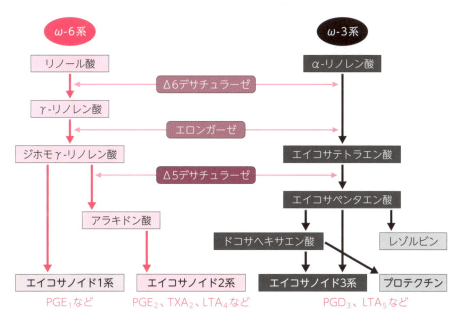

図3-10-1　ω-3／ω-6系列とエイコサノイド

犬のLAの必要量	1.00%（DM）
猫のLA必要量	0.50%（DM）
猫のAA必要量	0.02%（DM）

リノール酸 18：2（ω-6）

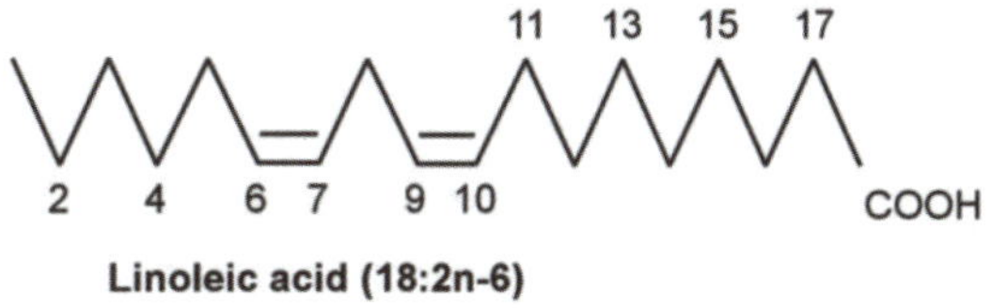

α-リノレン酸 18：3（ω-3）
- DHA 22：6（ω-3）
  → 条件付き

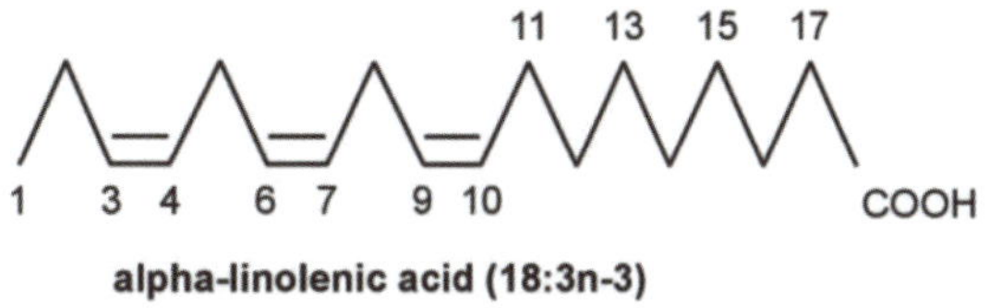

アラキドン酸 20：4（ω-6）
- 猫：Δ6デサチュラーゼ不足
- リノール酸からの変換が不十分

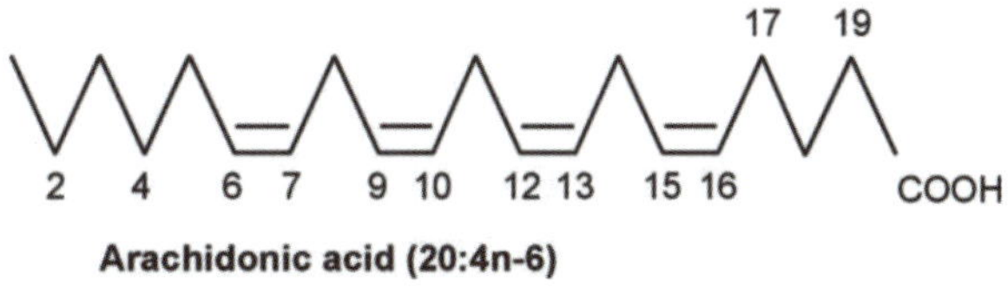

図3-10-2　犬と猫の必須脂肪酸

表3-10　脂肪の供給源と必須脂肪酸の特徴

	供給源	油脂の種類	特　徴
海洋の生物	動物性	寒冷海域の魚油、ミドリイガイ（※ 養殖魚は例外）	ω-3を豊富に含む（EPA、DHAなど）
	植物性	海藻類、海洋性植物プランクトン（ALAの延長と不飽和化）	ω-3脂肪酸
陸上の生物	動物性	牛脂、豚脂、家禽脂肪	ω-6とω-3の混合（ω-6＞ω-3）
	植物性	コーン、ヒマワリ、ナタネ、ベニバナ	リノール酸（ω-6）（アラキドン酸は含まない）
		クロフサスグリ、ルリジサ、月見草	γ-リノレン酸（ω-6）
		アマニ、エゴマ、（大豆油*）	α-リノレン酸（ω-3）が豊富＊ 大豆油は少しだけ含む

長鎖飽和脂肪酸を不飽和化→PUFA
食物連鎖で寒冷域海産魚介類にEPA、DHAが豊富に含有
・哺乳動物：長鎖飽和脂肪酸（例：炭素数16のパルミチン酸）の生成と炭素鎖の延長が可能
　　　　　Δ9位までは不飽和化が可能（エイコサトリエン酸：ω-9＝20：3）

　陸上の植物の一部（亜麻、エゴマなど）は、ω-3 PUFAを産生するが、ほとんどは、主にω-6 PUFAを作る。

　したがって、草食動物に摂取され、蓄積されるPUFAは、ω-6系が優勢である。動物体内でリノール酸が不飽和化されて、γ-リノレン酸（GLA＝18：3＝ω-6）となり、これが延長されてジホモ・γ-リノレン酸（DGLA＝20：3＝ω-6）を経て、最終的に再び不飽和化されてアラキドン酸（AA＝20：4＝ω-6）が産生される（表3-10）。

3 PUFAの代謝と機能

　PUFAは、代謝されて重要な生物活性物質を形成する基質となる。

（1）炎症の調節機能

　細胞膜の二層構造体を形成するリン脂質は、リン酸基が2本の脂肪酸鎖を持つ構造をとる。この脂肪酸の組成は、膜の流動性や生理活性に影響する。

　細胞膜を構成するEPAやAAは、ロイコトリエン、プロスタグランジンなどのエイコサノイドの生成の際の前駆体となり、炎症時に産生されるエイコサノイドの種類にも影響し、炎症の過程を変化させる。

　通常、AAが動物の細胞膜（炎症に関わるマクロファージやリンパ球の細胞膜も含め）の中で優勢である。

　AA由来のエイコサノイドは炎症誘発性が強く、大量に産生されると病的状態をもたらす。一方、GLAやEPAから誘導されたエイコサノイドは炎症を緩和、または調整する機能を持つ。

　組織が刺激や損傷を受けると、酵素（ホスホリパーゼA_2）が細胞膜のリン脂質から脂肪酸を切り取り、放出させる。放出されたAAは、シクロオキシゲナーゼ（COX）や、リポキシゲナーゼ（LOX）により代謝され、エイコサノイドに転換される。

　AA由来の主要な炎症促進性のエイコサノイ

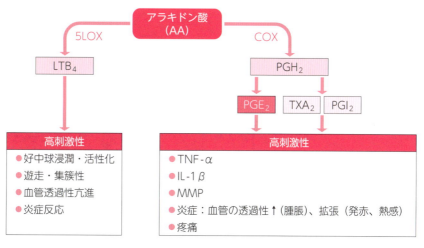

図3-10-3　アラキドン酸由来エイコサノイド

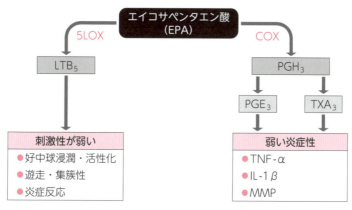

図3-10-4　エイコサペンタエン酸由来エイコサノイド

ドは、プロスタグランジン（PGE₂）、トロンボキサン（TXA₂）ならびにロイコトリエン（LTB₄）である（図3-10-3、4）。

マクロファージは、COXとLOXの両酵素を持っているため、エイコサノイド（PG、TX、LTなど）の最も重要な産生源となる。

したがって、マクロファージによるエイコサノイド産生の変化が、炎症と免疫反応の強さと持続期間を調節することになる。

（2）非ステロイド性抗炎症薬（NSAIDs）

アスピリン、カルプロフェンなどの非ステロイド性抗炎症薬（NSAIDs）は、COXの働きを阻害し、AA由来の強い炎症促進物質の産生を阻害することで、消炎鎮痛効果をもたらす。

なお、COXには、COX-1とCOX-2の2つのアイソフォーム（構造は異なるが同じ機能を持つタンパク質、酵素）がある。

COX-1は正常な生理機能に重要なプロスタグランジン類の生成の役割を果たし、COX-2は

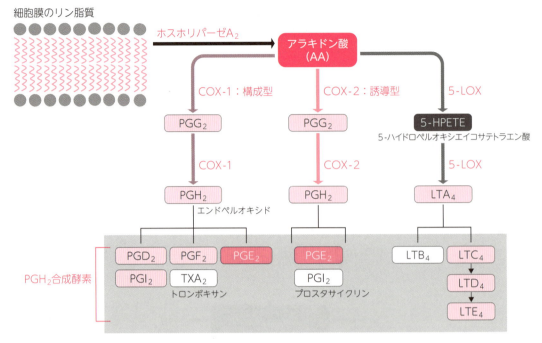

図3-10-5　PUFAとCOXおよびLOXの役割

炎症に関連した刺激因子に反応して、劇的に出現・アップレギュレーションされ、炎症を増幅させる（図3-10-5）。

したがって、NSAIDsは、COX-2優先性・選択性に働くものほど副作用が少なく、より安全といわれている（メリアル・ジャパン株式会社、フィロコキシブ資料）。一部の臓器ではCOX-2も恒常的に発現し、生理機能の調節を行っているため、NSAIDsの腎臓病など内科疾患を有する患者への投与や長期投与の副作用が懸念される。

細胞膜の脂肪酸鎖の種類と割合は、動物が摂取する食物に依存して変化する。

ω-3 PUFA（EPA）を含んだ魚油などを摂取することで、細胞膜中の総体的AA濃度が低下し、ω-3 PUFA濃度が増加すると、量的拮抗作用によりCOXを奪い合うことで、AAの代謝を競合的に阻害する（図3-10-6）。

EPA由来のエイコサノイドは、弱い炎症効果を有するため、結果的にNSAIDsと類似した消炎鎮痛効果を発揮することになる。

ω-3 PUFAによる消炎鎮痛療法には、重篤な副作用は知られていない。

4　PUFAの臨床への応用

高レベルのω-3 PUFAの食事補充は、以下の疾患において有益である。すなわち、認知機能障害、骨関節炎、搔痒性の皮膚疾患、アトピー性皮膚疾患、慢性腎臓病、心疾患、がんなどである。

（1）神経・網膜発達の促進

発育期の動物において、DHAは神経および網膜の発達に必須である。

DHAの食事補充は記憶力強化および訓練の受容性を向上させる。妊娠・授乳期の犬や猫にDHA強化した食事を与えると、妊娠中は胎盤経由で胎子に、また分娩後は母乳を介して新生子にDHAを供給できる。

高齢期の犬にしばしばみられる認知機能の低

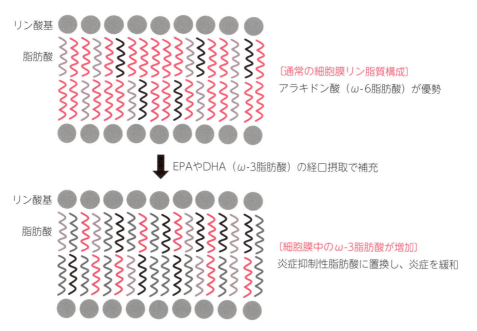

図3-10-6 細胞膜のリン脂質構成の変更

下には、DHA、EPA、抗酸化物質、L-カルニチンならびにα-リポ酸を補充した食事が奏功することが知られている（P.108〜で詳述）。

(2) 炎症性皮膚疾患の管理

犬と猫における掻痒を伴う炎症性皮膚疾患に脂肪酸療法が応用されている。

健康な動物の場合、食事由来ならびに体内で生成されたLAやω-3 PUFAが皮膚に取り込まれる。皮膚細胞膜中のDGLAおよびω-3 PUFA濃度の上昇は炎症を減弱させる。PUFA療法は、食物有害反応やノミ過敏症、続発性の細菌性膿皮症、マラセチア皮膚炎といった他の併発疾患が管理されている場合に最大となる。

ω-3 PUFAと、抗ヒスタミン剤や糖質コルチコイドのような他の止痒剤の使用の間には、相乗効果があるため、ω-3 PUFAの補充はそれらの薬剤の投与量を軽減することに役立つ。

(3) 変形性関節症（骨関節炎；OA）の管理

P.117〜を参照されたい。

(4) 慢性腎臓病の患者

犬と猫の慢性腎臓病（CKD）患者の食事にω-3 PUFAを補充した場合、疾患の進行を遅らせ、余命を延長することが示されている。

腎臓病管理のための療法食には、ω-3 PUFAと抗酸化物質が強化されている（P.70参照）。

(5) がん患者

犬やヒトでの自然発生によるがん症例において、高濃度のω-3 PUFA（EPAとDHA）補充の効果が確認されている。犬における厳密な臨床試験結果からは、ω-3 PUFA補充食がリンパ腫罹患犬にみられる代謝異常（高インスリン血症、高乳酸血症）を改善し、化学療法の併用によって生存率を向上させ、QOLを改善させることが報告されている（P.105〜参照）。

また、高濃度のω-3 PUFA補充食事は放射線

療法の副作用を軽減するといわれている。

（6）心疾病患者

心不全の犬の栄養状態の変化に伴い特徴的なサイトカイン（インターロイキン1β［IL-1］などの濃度）の変化が認められた。

その変化は魚油の補充によって健康犬のそれに近づけられ、臨床状態（悪液質）も改善できた。また、魚油のサプリメント（ω-3 PUFA）の投与は心筋症を持つ犬において不整脈（心室性期外収縮）を減少させることも示されている（P.64参照）。

5 PUFAの補充方法

適正なω-6：ω-3脂肪酸の摂取比率よりも、総ω-3 PUFAの摂取量の方がより重要である。ほとんどの市販ペットフードには原材料として植物油が使われているため、リノール酸は十分量含まれている。

一方、EPAならびにDHAは冷水域海産魚油、そしてALAはアマニ油が供給源となるが、これらの原材料は比較的高価なため、一部のプレミアムフードか療法食のみに補充される。市販のサプリメント中に含まれるω-3 PUFAの種類や精製度、濃度ならびに加熱処理の有無は製品によって異なるため、信頼のおける製造者の製品を選択することが重要である。

【参考文献】

1) Bond R, Lloyd DH. 1992. A double-blind comparison of olive oil and a combination of evening primrose oil and fish oil in the management of canine atopy. *Vet Rec* 131 : 558-560.
2) Brown SA, Brown CA, Crowell WA, et al. 1996. Dietary lipid composition alters chronic course of canine renal disease（abstract）. *J Vet Inter Med* 10 : 168.
3) Fritsch DA, Allen TA, Dodd CE, et al. 2010. A multicenter study of the effect of dietary supplementation with fish oil omega-3 fatty acids on carprofen dosage in dogs with osteoarthritis. *J Am Vet Med Assoc* 236（5）: 535-539.
4) Jacob F, Polzin D, et al. 2002. Clinical evaluation of dietary modification for treatment of spontaneous chronic renal failure in dogs. *J Am Vet Med Assoc* 220 : 1163-1170.
5) MacEwen EG, Young KM. 1989. In : *Withrow SJ, MacEwen EG, eds. Canine lymphoma and lymphoid leukemias in clinical oncology*. Philadelphia : JB Lippincott Co. 380-393.
6) Mongkon N. Soontornvipart K. 2012. Preliminary study of the clinical outcome of using PCSO-524 polyunsaturated fatty acid compound in the treatment of canine osteoarthritis and degenerative spinal diseases. *Thai J Vet Med* 42（3）: 311-317.
7) Ogilvie GK, Fettman MJ, et al. 2000. Effect of fish oil and arginine on remission and survival in dogs with lymphoma : a double blind, randomized study. *Cancer* 88（8）: 1916-1928.
8) Roush JK, Dodd CE, Fritsch DA, et al. 2010. Multicenter veterinary practice assessment of the effects of omega-3 fatty acids on osteoarthritis in dogs. *J Am Vet Med Assoc* 236（1）: 59-66.
9) Roush JK, Cross AR, Renberg WC, et al. 2010. Evaluation of the effects of dietary supplementation with fish oil omega-3 fatty acids on weight bearing in dogs with osteoarthritis. *J Am Vet Med Assoc* 236（1）: 67-73.
10) Scarff DH, Lloyd DH. 1992. Double blind, placebo-controled, crossover study of evening primrose oil in the treatment of canine atopy. *Vet Rec* 131 : 97-99.

練習問題

問題28 次の文章のうち、正しい記述を選択しなさい。

① アラキドン酸は犬において条件的必須脂肪酸である。

② リノール酸とα-リノレン酸は犬と猫における必須脂肪酸である。

③ エイコサペンタエン酸由来のエイコサノイドは炎症を促進する。

④ シクロオキシゲナーゼ-1を選択的に阻害するNSAIDsは副作用が少ない。

⑤ 魚油にはγ-リノレン酸を豊富に含む。

（解答はP.155参照）

11 がん性悪液質

要約・重要事項

がんに伴う重度の衰弱は悪液質と呼ばれ、削痩、倦怠、貧血、免疫力低下がみられ、QOL・治療反応性の低下、副作用の悪化、死の直接的原因となる。がん細胞は宿主と栄養素を奪い合うことで増殖し、宿主の糖質・タンパク質・脂質代謝に影響を与える。

食事管理はがん性悪液質管理において重要な役割を担っており、がん細胞と宿主細胞のエネルギー代謝の違いを利用した高脂肪・高タンパク・低炭水化物フード、またがん治療に関する効果が期待される栄養素も存在する。しかし、併発疾患、臨床症状、個々の栄養評価を十分考慮し、各患者に合った食事管理を実施する。

Keyword

- □ 腫瘍随伴症候群
- □ 栄養評価
- □ 単純糖質
- □ 複合糖質
- □ 乳酸
- □ コリ回路
- □ アルギニン
- □ グルタミン
- □ ω-3多価不飽和脂肪酸
- □ 抗酸化剤

1 がん性悪液質とは

がん性悪液質は、一次性と二次性に分類される。一次性悪液質は、腫瘍随伴症候群の一環で、がん細胞特有のエネルギー代謝による宿主への影響、サイトカインの分泌に由来するものであり、食事摂取量にかかわらず発症し、寛解時にも改善しない。

二次性悪液質は、がん細胞以外に由来し、摂取・消化機能の物理的妨害（腫瘍の存在による）、治療の副作用（味覚、嗅覚の変化、嘔吐、口腔粘膜や消化器上皮細胞の損傷）による摂食障害・食欲不振・嘔吐などが含まれる。この場合、緩和療法や食事管理が効果的である。

がん性悪液質の血液生化学変化は臨床症状が発現する以前にみられ、高乳酸血症、高インスリン血症、負の窒素バランス、低アルブミン血症、遊離脂肪酸・トリグリセリド・リポタンパクの上昇などが含まれる。

さらに進行すると、貯蔵炭水化物・体タンパク質（筋肉量）が失われ、最終的に貯蔵脂肪（体脂肪）低下が顕著にみられる。筋力低下や削痩は、免疫力や生存率の低下につながり、また、腫瘍随伴症や治療の副作用による嘔吐や食欲不振が食事管理を困難にさせることから、早期発見・対処を心がけたい。

2 食事管理の有効性（留意すべき栄養素）

食事管理は悪液質管理において重要な役割を担うだけでなく、腫瘍に対する治療効果も期待される。

特定の栄養素には、化学療法や放射線治療に伴う副作用の抑制、手術創の治癒促進などの効果が認められる。

11 がん性悪液質

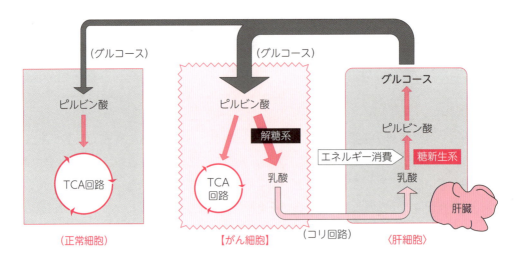

図3-11　担がん動物の糖代謝
がん細胞はグルコースを解糖系により代謝し、産物として乳酸を蓄積する。
宿主はその乳酸を肝臓でグルコースに変換するためエネルギーを消費する。

悪液質の臨床症状がみられる前に食事管理を施すことで、治療に対する反応やQOLを高めることができる。

一般的に高タンパク質・高脂肪・低炭水化物の食事が推奨されるが、膵臓病・腎臓病・肝臓病・肥満を併発する症例には禁忌であること、また、個体差があることから栄養評価とそれに基づく調整を頻繁に行うことが重要である。

(1) エネルギー

がんのMER（維持エネルギー要求量）に対する影響は明らかではないが、宿主のエネルギー要求量の変化は十分に考えられる。

目安として、重篤患者に対して用いられるMER = 1.0 × RER（P.47～参照）を基準とするが、定期的な栄養評価と調整は実施し、各症例に最適なカロリー供給を実施する。

肥満とがん発症リスクや免疫力低下の関連性は明らかである（P.31参照）。したがって、肥満のがん患者においても減量は重要であると考えられる。しかし、過度のカロリー制限はタンパク質－エネルギー性栄養不良を引き起こし、さらなる免疫力、生存率低下につながるリスクがある。

したがって、病状を最優先し、生存期間が比較的長い症例、そして臨床症状が安定した症例にのみ、無理のない減量を実施する。

反対に、食欲不振や悪液質による削痩がみられるものには、制吐剤、食欲増進剤の投与、また、自発的摂取によるエネルギー要求量維持が危惧される場合は、経腸栄養（P.55～参照）、非経腸栄養を早急に検討する。

(2) 炭水化物

がん細胞はグルコースをエネルギー源として好み、解糖系を介して大量の乳酸を産生する。宿主は肝外で蓄積された乳酸を肝臓での糖新生のために、蓄積された乳酸をピルビン酸へ変換し、大量のエネルギーを消費しなければならない（図3-11）。このような乳酸とグルコースの細胞間の物質循環をコリ回路という。

したがって、がん細胞が好む単純糖質を制限し、エネルギー源をできる限りタンパク質と脂質で賄えるフードが好ましい。タンパク質や脂

質制限が必要な症例には、複合糖質を多く含むフードを与える。

（3）タンパク質

がん細胞は、アミノ酸も宿主と競合的に奪い合い、その影響は宿主のタンパク質異化が同化を上回ったときに顕著に現れる。したがって、宿主にとって生物学的利用効率（バイオアベイラビリティ）の高い、高品質なアミノ酸やタンパク質を与えるよう心がける。

また、二次性悪液質に伴う食欲不振や消化不全によるタンパク質－エネルギー性栄養不良を予防するため、十分なタンパク質量を与える。目安として、タンパク質が総カロリーの30～35％になるように与えるが、栄養評価（BCS、MCS）と調整は欠かさないよう心がける。

アミノ酸のグルタミン、グリシン、システイン、アルギニンは、筋肉量の維持、免疫力・消化機能の向上、がん細胞分裂の抑制、手術創の治癒促進、治療による副作用の軽減などの効果が示唆され、担がん患者にとって有効だと考えられている。

多くの獣医科用経腸栄養流動食や療法食には、グルタミンとアルギニンが添加されているが、犬猫に対する効果や適切量に関しては、さらなる研究が期待される。

（4）脂質

ヒトやマウスのがんでは、脂質生成の低下、脂肪分解の上昇がみられ、がんの末期では、体脂肪の減少が顕著になる。リンパ腫罹患犬の研究でも、他の種で認められる脂質異常症が明らかになっており、また脂質異常が寛解時にも改善しないことがわかっている。

一般的に、がん細胞は宿主の組織のように脂肪を酸化し、エネルギー源として利用することができない。したがって、この代謝の違いを利用する高脂肪食が悪液質の改善に望ましい。またエネルギー密度が高く、嗜好性を高めることから、食欲不振・削痩がみられる症例にも有効である。効果的な脂質タイプの配合に関してはさらなる研究が求められるが、ω-3多価不飽和脂肪酸の添加が推奨されている。

（5）繊維質

消化機能の調整に役立つ。特に化学療法、放射線療法、外科療法を受ける症例においては、消化機能の改善、ウェルシュ菌増殖による腸内細菌叢の撹乱の予防に効果的である。

3 遅効性病態改善物質 （サプリメント）の有効性

（1）ω-3多価不飽和脂肪酸

最近のEPAとDHAに関わる犬での研究では、一般的な抗炎症効果に加え、発がん物質由来の腫瘍や固形腫瘍の成長を抑える効果、悪液質や転移を防ぐ効果が認められた。

さらに、高乳酸血症と高インスリン血症を改善する働きがあることも明らかにされている。

（2）抗酸化物質

慢性酸化ストレスとDNAの酸化的損傷が、がん発生の主な要因と考えられている。

ビタミンA、C、Eやβ-カロテン、ルテイン、セレニウムはその抗酸化作用から多くの市販食に含有されているが、サプリメントとしてのさらなる添加については議論が尽きない。また、がん予防、治療副作用の緩和、再発防止目的の適応方法と効果に対する研究が行われているが、一貫性がみられない。

化学療法と放射線療法は活性酸素の産生と酸化ダメージを介して細胞死を誘発することから、抗酸化剤の正常細胞に対する保護効果を期待する声もある。

第3章 疾病と栄養

11　がん性悪液質

【参考文献】

1) D'Andrea GM. 2005. Use of antioxidants during chemotherapy and radiotherapy should be avoided. *CA Cancer J Clin* 55 : 319-321.

2) Ogilvie GK, Ford RB, Vail DM, et al. 1994. Alterations in lipoprotein profiles in dogs with lymphoma. *J Vet Intern Med* 8(1) : 62-66.

3) Vail DM, Ogilvie GK, Wheeler SK. 1990. Metabolic alterations in patients with cancer cachexia. *Comp Contin Ed Pract Vet* 12 : 381-387.

4) Saker KE. 2014. ACVN Nutrition Notes: Practical Approaches to Feeding the Cancer Patient（online）. http://todaysveterinarypractice.navc.com/acvn-nutrition-notes-practical-approaches-to-feeding-the-cancer-patient/ （アクセス日：2016/8/9）

練習問題

問題29 がんに罹患した動物に関して、正しいものを以下から1つ選びなさい。

① 悪液質に伴う代謝異常は寛解時には改善する。

② がん細胞は複合糖質を好んで代謝する。

③ 化学療法などの治療を受ける患者には抗酸化剤を多量に添加して与える。

④ 一般的に低炭水化物・高タンパク質・高脂肪食が効果的である。

⑤ 乳酸をグルコースに戻す回路は燃料効率が高い。

（解答はP.155参照）

12 犬の認知機能障害と栄養

要約・重要事項

犬においてもヒトに類似した高齢期の認知機能障害が認められる。

その原因の一つは、脳に対する酸化攻撃や栄養不良による微細な血行障害による損傷が関係するといわれている。酸化攻撃を減少させ、血行を改善する栄養補給を行うことで、高齢犬の行動異常が改善されることが実証されている。

Keyword

□脳の加齢性変化　□活性酸素　□見当識障害　□睡眠パターン

□エイコサペンタエン酸（EPA）　□ドコサヘキサエン酸（DHA）　□ビタミンE

□ビタミンC　□カロテノイド　□フラボノイド　□α-リポ酸　□L-カルニチン

第3章　疾病と栄養

1　脳の加齢性変化

犬の高齢化が進むにつれ、内臓や筋肉骨格系だけでなく中枢神経系にも影響が出現する。飼い主を対象とした調査では高い頻度で高齢犬の加齢性の行動異常を認めている。

高齢犬は若い犬に比較して、新しい課題に対する問題解決能力が低下する。この脳の加齢性変化には脳の血行動態の変化に伴う栄養供給の変化や、神経細胞への酸化的攻撃が関係しているといわれている。

微細な血管に血栓が生じたり、細胞の老化によるミトコンドリアのエネルギー産生の効率の悪化により、活性酸素種（フリーラジカルなど）の発生量が増加したりすると、脳の組織が障害される。品種に関係なく、加齢により行動の変化や認知機能の低下を示す症状が出現する可能性があるが、とりわけ13歳齢以上の日本犬（中型犬以下）または、その雑種は脳の加齢性変化を受けやすいといわれている（内野ら. 2000）。

以下の理由から、脳組織は活性酸素種による酸化攻撃による損傷を受けやすい。

● 代謝が活発なため、大量の酸素を消費する。

● 神経細胞膜や脳の組織には酸化的損傷を受けやすい多価不飽和脂肪酸を多く含む。

● 神経系組織の再生能は低いため、損傷を受けると回復が困難。

2　加齢に伴う行動異常の徴候

微小血栓による血行障害などで脳組織に酸素や栄養が十分に供給されない場合や、酸化攻撃を受けて損傷を受けると、脳の組織が減少（皮質の退行性変化）することがある。その変化は磁気共鳴装置（MRI）によっても脳の実質中の空洞として認められることがある（図3-12-1）。脳組織の減少は学習能力や記憶能力を障害し、以下の行動の変化の原因となる。

a. 『見当識障害』

自分がおかれている状況を認識する能力が低下し、自分のいる場所がわからなくなった

107

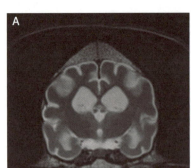
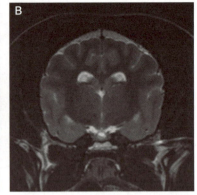

図3-12-1　認知機能障害が認められる高齢犬（A）と正常犬（B）のMRI

Aは、認知症犬（CDS）：17歳齢、去勢雄の雑種犬。Bは、正常犬：5歳齢、雄のビーグル。MRIはT2強調画像で、いずれもほぼ同じ断面である。Aの認知症犬では脳萎縮による脳室拡大、脳溝（くも膜下腔）拡大が明確で、灰白質と白質のコントラストが低下しているのがわかる。

［写真提供：長谷川大輔（日本獣医生命科学大学）］

り、目的や家族の顔を忘れる、日常生活パターンと生活環境を忘れたりする。

b.『相互反応の変化』

家族に応答・挨拶しなくなり、ふれあいを要求しなくなる。

c.『睡眠パターンや行動の変化』

昼間の睡眠時間が延び、夜間眠らない昼夜逆転がみられる。夜間の徘徊、無駄吠えならびに遠吠えが持続する。

d.『家庭でのしつけを忘れる』

排尿と排便の自制が効かなくなり、不適切な場所での排泄をする頻度が高くなる。

3 強化すべき栄養素

一部には栄養不良や酸化攻撃が高齢期の認知機能障害と関連する。そのため、栄養学的介入により、脳の退行性変化を遅延させ、症状の軽減を図ることが可能である（**表3-12**）。

（1）抗酸化物質

活性酸素種による神経組織の酸化的損傷を防御し、神経系の健康と機能を維持するためには、ビタミンE、ビタミンC、β-カロテンならびにセレンなどの抗酸化物質をより高濃度で摂取することが推奨される。

野菜や果実由来のカロテノイド、フラボノイドも抗酸化物質に分類される。

表3-12　認知機能障害の犬のための栄養素推奨値

栄養素	推奨量
ビタミンE（mg/kg）	≧750
ビタミンC（mg/kg）	≧150
セレン（mg/kg）	0.5〜1.3
L-カルニチン（mg/kg）	250〜750
α-リポ酸（mg/kg）	≧100
総ω-3脂肪酸（%）	>1

Hand MS, Thatcher CD, Remillard RL, Roudebush P. 2010. Small animal clinical nutrition, 5th ed., Topeka, KS：Mark Morris Instituteより許可を得て改変。

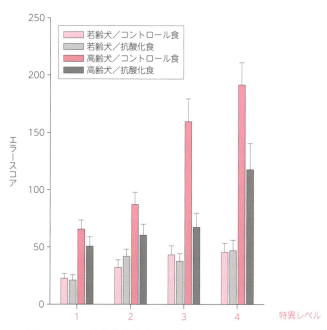

図3-12-2 栄養素を強化した高齢期用食事の有効性
栄養素を強化した試験食群の犬は対照食群の犬に比較して有意にエラー回数が少ない傾向がみられた。
カリフォルニア大学アーバイン校Dr. Elizabeth Headのご厚意による。
Hand MS, Thatcher CD, Remillard RL, Roudebush, P. 2010. Small animal clinical nutrition, 5th ed., Topeka, KS : Mark Morris Instituteより許可を得て転載。

（2） ω-3多価不飽和脂肪酸

酸化攻撃を受け機能低下した神経細胞の細胞膜を再活性化させ、神経系の機能を改善するために、エイコサペンタエン酸（EPA）とドコサヘキサエン酸（DHA）などのω-3多価不飽和脂肪酸が役立つ。EPAは抗凝固作用により、血流の改善に役立ち、DHAは神経細胞の樹状突起の成長を促すことが知られている。

（3） α-リポ酸、L-カルニチン

ミトコンドリアのエネルギー産生機能が低下すると内因性のフリーラジカルが増加する。

ビタミン様物質のα-リポ酸、L-カルニチンはミトコンドリアの機能を助け、フリーラジカルの発生を抑制するといわれている。

また、α-リポ酸はそれ自体が抗酸化物質であり、他の抗酸化成分と協調してフリーラジカルや活性酸素種を消去する。なお、α-リポ酸は猫には毒性が高いため与えない。

4 栄養介入の有効性

高齢（10～13歳齢）のビーグル犬24頭を用いて、新たな仕事を課し、その完遂までに犯した間違い（エラー）の回数を指標とした食事介入の有効性に関する研究が行われた。同様の仕事を若い犬群（3～5歳齢）で実施したところ、間違いの回数は顕著に高齢犬の方が多かった。このことから高齢犬の学習能力の衰えが実証された。

次いで、高齢犬を2群に分け、1群の犬には推奨（表3-12）の栄養素を強化した高齢期用食事（試験食）を与え、もう片方の犬群（対照群）には栄養強化をしていない通常の高齢期用維持食を与えた。

その結果、図3-12-2のように、栄養素を強化した試験食群の犬は対照食群の犬に比較して

有意にエラー回数が少ない傾向がみられた（Milgram et al. 2002）。

高齢期の認知機能障害の徴候を示すが、他の医学的問題を伴わない7歳齢以上の犬125頭を対象に行った臨床試験では、61頭に試験食が、64頭には対照食が給与された。飼い主に対するアンケート調査では試験食群でより多くの徴候の改善がみられた（Dodd et al. 2003）。

すなわち、試験食群では15の行動の異常のうち13に、対照食群では15の行動のうち4つのみに改善が認められた。飼い主のプラセボ効果を考慮しても、2つの食事群の間には明確な差が観察され、とりわけ、機敏さと相互関係の改善に有意差がみられた。

5 食事管理

脳の加齢性変化の初期の徴候は不明瞭だが、次第に顕著となる。比較的状態の良い時期と悪化する時期が交互に発生し、次第に悪化する傾向を示す。

したがって、肝臓病などの内科的疾患や骨関節炎などの疾患との関連性が認められない、わずかな行動の変化が高齢犬にみられ始めたら、認知機能障害に対応した食事管理を勧めることが推奨される。

【参考文献】

1) Colle MA, Hauw JJ, Crespeau F, et al. 2000. Vascular and parenchymal Abeta deposition in the aging dog : Correlation with behavior. *Neurobiol Aging* 21(5): 695-704.
2) Dodd CE, Zicker SC, Jewell DE, et al. 2003. Can a fortified food affect the behavioral manifestations of age-related cognitive decline in dogs ? *Vet Med* 98 : 396-408.
3) Hand MS, Thatcher CD, Remillard RL, Roudebush P. 2010. Small animal clinical nutrition, 5th ed., Topeka, KS : Mark Morris Institute.
4) Head E, Callahan H, Milgram NW, et al. 1998. Visual-discrimination learning ability and beta-amyloid accumulation in the dog. *Neurobiol Aging* 19(5): 415-425.
5) Head H. 2002. 犬における脳の老化. 人の脳の老化およびアルツハイマー病との比較. MVM 11（2付録）: 3-14.
6) Milgram NW et al. 2002. Landmark discrimination learning in the dog : effects of age, and antioxidant fortified food, and cognitive strategy. *Neurosci Biobehav Rev* 26 : 679-695.
7) 内野富弥, 平林美紀, 福島隆治ら. 2000. エイコサペンタエン酸（EPA）, ドコサヘキサエン酸（DHA）の痴呆犬に対する改善効果. MVM 9(7): 41-50.

練習問題

問題30 犬の認知機能障害に関する記述で、間違っているものは次のうちどれか。

① とりわけ、柴犬など日本犬の高齢期においては、他の犬種よりも行動異常がみられやすい。

② 犬の認知機能障害は主として神経伝達物質のセロトニンの量が減少することで発生する。

③ 抗酸化物質、ω-3脂肪酸ならびにα-リポ酸などを補充した食事で症状が改善できる。

④ 脳組織は脂質を多く含み、酸化攻撃を受けやすいため抗酸化物質の摂取が推奨される。

⑤ 犬の認知機能の低下の原因の一つはおそらく脳内の微小血栓に伴う血行障害である。

（解答はP.155参照）

13 大型犬の成長期整形外科疾患と栄養

要約・重要事項

大型犬種の子犬においては、エネルギーの過剰摂取や、カルシウム剤のやみくもな補充による栄養不良によって、股関節形成不全や離断性骨軟骨炎などの骨疾患の発生頻度が高くなる。適切な成長期用フードを与える場合でも、個々のエネルギー要求量、身体活動の程度、体重とBCS状況を把握してフード量を決定することが成長期整形外科疾患を防ぐうえで重要である。

Keyword

- □ 股関節形成不全
- □ 離断性骨軟骨炎
- □ 骨のリモデリング
- □ 成長板
- □ エネルギー過剰
- □ カルシウム過剰
- □ 高カルシトニン血症
- □ 骨芽細胞
- □ 破骨細胞

成長期整形外科疾患とは主として、急速に発育する大型犬種にみられる骨格系の異常で股関節形成不全や骨軟骨症を含む。

これらの疾患は、遺伝因子、環境要因、食事要因など複数の要因が関係して起こる多因子性疾患である。骨格にかかる環境要因としての物理的刺激は、交通事故の衝撃のような明瞭なものから、体重過剰のような長期にわたる不明瞭なものまである。

食事要因としては、ある種のミネラルの食事補充や過剰なエネルギー摂取による急激な発育があげられる。これら環境、食事要因のいずれも骨の成長点を障害し、肢勢の異常などをもたらす。

骨格系は一生を通して常に吸収・再構築（リモデリング）が行われているが、特に生後数ヵ月間においては最も代謝が活発である。

骨格の成長は身体の成熟（多くは12ヵ月）に従い次第に緩徐となる。代謝が活発な期間は、物理的にも代謝的にも種々の障害に対する感受性が高い。

骨の発育異常として現れる成長期整形外科疾患は、運動能力や健全な成長に影響する。適正な矯正や管理を怠ると、軟骨の非感染性の炎症を誘発し、軟骨組織の退行性変化を招き、骨関節炎（P.117参照）の発生を助長することになる。

中高齢犬のQOLの低下を招く骨関節炎を予防する意味からも、栄養管理で成長期整形外科疾患の発現を防ぐことが可能ならば、子犬時期の適正な栄養学的介入が推奨される。

1 犬の股関節形成不全（股異形成）

犬の股関節形成不全（CHD）は獣医整形外科領域において、発生頻度の高い疾患のうちの一つである（図3-13-1）。生後3〜8ヵ月齢はCHDの発生にとって重要な時期である。この時期に急激な体重増加がある場合、リスクが高まるといわれている。

13 大型犬の成長期整形外科疾患と栄養

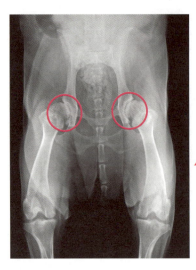

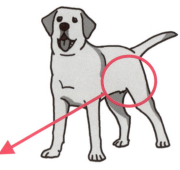

図3-13-1 股関節形成不全（CHD）のX線画像
［写真提供：原 康（日本獣医生命科学大学）］

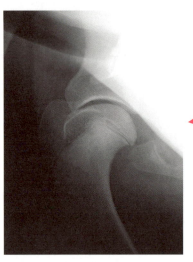

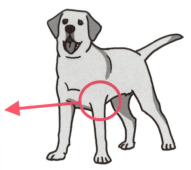

図3-13-2 骨軟骨症（OCD）のX線画像
［写真提供：原 康（日本獣医生命科学大学）］

　CHDは、特定の個体の親犬、あるいは過去に生まれた兄弟犬がCHDを有する場合に発生率と重症度リスクが高まる。

　そのような子犬では、体重増加がその品種の標準的な成長曲線より高い犬は、標準曲線より下方で成長している犬よりも高率に、より重度のCHDに罹患する。

　これは成長が急速の場合、寛骨臼の成長板が早期に閉鎖し、融合する結果、複合骨のそれぞれの骨と軟骨の成長過程における不均衡を招きやすいためといわれている。

2　骨軟骨症（離断性骨軟骨炎）

　骨軟骨症（OCD）とは内軟骨骨化過程における部分的な障害に伴う疾患である（図3-13-2）。

　OCDは骨頭および骨端の軟骨成長部に汎発性に発生する。犬におけるOCDの危険因子として年齢・性別・品種・成長の速度ならびに栄養過剰（主としてカルシウム）が関係する。

　大型犬種（グレート・デーン、ラブラドール・レトリーバーなど）は、OCD発症の危険性が高く、雄犬では上腕骨近位に好発する。

　OCDの発生機序は不明であるが、栄養がリスク因子の一つである。大型犬種の急速な骨の

リモデリングにおいて、自由採食などによる栄養過剰が生じると、高い体重増加率を招く。

その結果、軟骨下の海綿骨組織の強度の充実が遅れ、関節軟骨を支えるには不十分な骨構造となる。軟骨への過度の荷重は、続発性の軟骨細胞の栄養と代謝障害を起こし、壊死病巣の発生を招く。

また、何らかの虚血性要因により軟骨細胞の限局性の壊死が起こり、OCDが発生するという説もある。この場合においても、続発する急速な体重増加による生物力学的なストレスによって病変部が分離するのではないかといわれている。そして、軟骨下骨が滑液に曝露されると急性の関節炎を発症する。炎症関連の因子や、軟骨片が関節内に放出されると、骨関節炎の悪循環がスタートする。

3 栄養と骨格系疾患

大型犬種は成長期の骨格系疾患に対する感受性が高く、子犬時期に栄養過剰があると、体重増加の速さと骨格の発達速度が釣り合わなくなり、骨格構造に過剰な負荷がかかることになる。

これには、食事の(1)エネルギー量、(2)特定の栄養素、(3)給与方法が関係する。市販の成長期用フードを与えるならば、栄養が不足することはまれであり、むしろ、栄養素の追加補充による過剰栄養が問題となる。

高品質の成長期用フードを給与しているにもかかわらず、ミネラルやビタミンのサプリメント投与および間食によるエネルギーの追加を行った場合、栄養過剰が起こる可能性がある。

(1) エネルギー量

大型犬は中・小型犬に比較して早い速度で成長するように、遺伝的にプログラムされている。そのため、骨格系疾患に罹る危険率が高い。食事性エネルギーは、発育期の子犬の身体の維持、活動、成長のために使われるが、エネルギー過剰は適切な骨格の発達よりも急速すぎる成長をもたらす。

一般に発育期の子犬は、成犬の2倍の食事性エネルギーが必要である。必要量は出生直後に最も多く、成長して成犬になるに従い減少する。必要量は個体によって大きく異なるため、エネルギー計算による給餌量の算出は、一般的な目安または出発点としてのみ使用し、個々の犬の体重測定と臨床評価（ボディコンディションスコア：BCS）に基づいて細かく修正する必要がある（P.30～参照）。

適正なBCSを維持しながら成長させるために食事制限をしても、その犬の持つ最終的な遺伝的能力の発現を妨げることはない。体重増加がその品種の標準的な成長曲線より下方の体重増加に留まるように給餌すれば、発育期の肥満を抑制することができ、骨格系疾患の発生率を低下させることが可能となる（図3-13-3）(Hand et al. 2010)。

(2) 特定の栄養素

① 脂肪とエネルギー密度

脂肪は、エネルギー産生栄養素中、最大のエネルギーを供給する。したがって、エネルギーの過剰供給を回避するためには、脂肪含量を適切に調整したフードが推奨される（表3-13-1）。

表3-13-1　成長期整形外科疾患の予防のための食事の栄養因子

栄養因子	推奨値（DM）
エネルギー密度	3.2～4.1kcal/g
脂肪	8.5～17%
ドコサヘキサエン酸（DHA）	≧0.02%
カルシウム	0.8～1.2%
カルシウム：リン比	1.1：1～2：1

Hand MS, Thatcher CD, Remillard RL, Roudebush P. 2010. Small animal clinical nutrition, 5th ed., Topeka, KS : Mark Morris Institute より許可を得て改変。

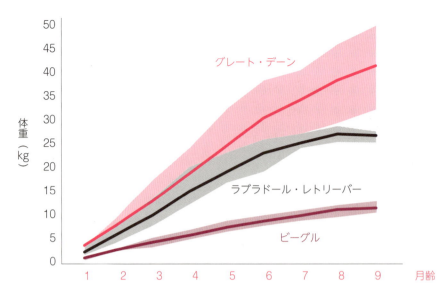

図3-13-3　成長速度と成長期整形外科疾患
体重とBCSを把握しながら発育をコントロールし、標準曲線以下の成長速度に抑えることが重要である。
Hand MS, Thatcher CD, Remillard RL, Roudebush P. 2010. Small animal clinical nutrition, 5th ed., Topeka, KS : Mark Morris Institute より許可を得て転載。

② カルシウム

カルシウム：リン比の不均衡よりも、カルシウムの絶対量の方が、骨格の発達によりネガティブな影響を与える（Hazewinkel et al. 1985）。

発育期の犬では慢性的なカルシウムの過剰給与に対して自己防御ができず、高カルシウム血症を引き起こすようである。高カルシウム血症は高カルシトニン血症を招き、リモデリング中の骨の骨芽細胞と破骨細胞の機能に影響する。とりわけ、犬のOCDは食事中のカルシウム含量が高くなれば発症のリスクが高くなることが知られている。

成長期用の食事のカルシウム濃度推奨値は**表3-13-1**のとおりである。成長期用フードを与えているうえに、カルシウムを高濃度に含んだおやつやカルシウムのサプリメントを与えると、1日あたりのカルシウム摂取量は過剰となるため注意が必要である。

③ 銅と亜鉛

微量元素である銅および亜鉛は正常な代謝に関係し、とりわけ、銅は結合組織の安定化に不可欠である。

犬における銅欠乏症は、被毛の色素減退、四肢の過剰伸展を引き起こす。成長期の骨格異常と食事性の亜鉛欠乏症との関係は報告されていないが、亜鉛の欠乏は皮膚の障害を引き起こすことが知られている（P.128～参照）。

④ L-アスコルビン酸（ビタミンC）

ビタミンCはコラーゲン線維の生合成過程においてプロリンとリジンの水酸化に不可欠である。I型コラーゲンは結合組織中（主に骨や靱帯）に最も多く分布する。

犬は自身で合成するビタミンCで必要量を満たすと思われる。

表3-13-2　成長期区分とRERに乗ずる係数

期　　間	RERに乗じる係数
離乳〜生後4ヵ月間（成犬体重の50％まで）	3×RER
4ヵ月齢〜骨格の成熟（約12ヵ月齢）	2.5〜2×RER
12ヵ月齢以降	2〜1.6×RER

⑤　ビタミンD

　ビタミンDはカルシウム代謝を調整し、骨格の発達に重要な役割を果たす。ビタミンDはカルシウムとリンの吸収を助け、骨細胞の活性を高め、内軟骨骨化やカルシウム排泄に影響を与える。他の雑食動物と異なり、犬は食事性のビタミンD源に依存していると思われる。

　市販のペットフードにはNRC推奨量以上のビタミンDが含まれている。したがって、ビタミンD欠乏症（くる病）の臨床例は、極めてまれである。ビタミンD過剰は高カルシウム血症、高リン血症、食欲不振、多渇、多尿、嘔吐、筋力の低下、全身の軟部組織へのカルシウム沈着、跛行の原因となる可能性がある。成長期の犬では、ビタミンDのやみくもな食事補充を行うと、カルシウムとリンの吸収が増大するため、正常な骨格の発達が著しく阻害される。

（3）給与方法

　成長期の犬の給与方法には基本的に、自由採食法、定時間給餌法、定量給餌法の3つの方法がある。

a．自由採食法

　自由採食法は、手間がかからず、給餌時間になると吠えるなどの問題行動が減少するという利点がある。

　欠点としては、ドライタイプのペットフードに限られることと、競争や退屈が原因で過食が引き起こされ、エネルギー過剰が成長期の骨疾患の危険性を高めることである。

　少なくとも、成犬の80％の成熟度に成長するまではリスクの高い犬に対して自由採食法を推奨しない。

b．定時間給餌法

　定時間給餌法は1日2〜3回、一定時間内に食べる量を給餌することである。

　しかし、犬は早食いのため1日2回、15分間の給餌では自由採食群と定時間給餌群との間に摂取量の差はみられない。したがって、過剰摂取を予防するために制限時間を設ける場合は、より短めにする必要があると思われる。

c．定量給餌法

　子犬の適正な成長速度とBCSを維持するための最も良い給餌法は、摂取量を制限する方法である。定量給餌法では、フードの製造元の推奨量か、エネルギー計算により給餌量を算出して給餌する。1日あたりエネルギー要求量は安静時エネルギー必要量（RER）に所定の係数を乗じて計算する。RERは以下の公式のいずれかを使って計算する。

- RER（kcal／日）$= 70 \times$（体重kg）$^{0.75}$
  または
- RER（kcal／日）$= 30 \times$（体重kg）$+ 70$

　成長期区分とRERに乗ずる係数については、**表3-13-2**を参照されたい。

大部分の大型犬や超大型犬では、12ヵ月齢を過ぎても体重や筋肉量は増え続けるが、成長速度は遅くなり、すべてではないがほとんどの成長板は閉鎖する。そのため、12ヵ月齢以降では成犬と同様に給餌する（1.6×RER）。

1日あたりのエネルギー要求量（kcal/日）を算出後、給餌しようとする食物中のエネルギー濃度（kcal/カップまたはkcal/缶）で割り、1日に与える量を求める。

成長期の大型〜超大型犬では、非常に急勾配の成長曲線を示すため、少なくとも2週間に1回は体重とBCS測定による、子犬の栄養状態を評価し、食事量を調整することが重要である。

【参考文献】

1) Hand MS, Thatcher CD, Remillard RL, Roudebush P. 2010. Small animal clinical nutrition, 5th ed., Topeka, KS : Mark Morris Institute.

2) Hazewinkel HAW, Goedegebuure SA, Poulos PW, et al. 1985. Influences of chronic calcium excess on the skeletal development of growing great danes. *J Am Anim Hosp Assoc* 21 : 377-391.

3) Hazewinkel HAW. 1989. Nutrition in relation to skeletal growth deformities. *J Small Anim Prac* 30 : 625-630.

4) Hazewinkel HAW. 1993. Nutrition in Orthopedics. In : Bojrab MJ, eds. *Disease mechanisms in small animal surgery*, 2nd ed., Philadelphia : Lea & Febiger, 1119-1128.

5) Hazewinkel HAW. 2009. Calcium metabolism and skeletal development in dogs. In : Burger IH and Rivers JPW, eds. *Nutrition of the dog and cat, Waltham Symposium 7*, Cambridge Univ. Press, 293-302.

6) Kallfelz FA, Dzanis DA. 1989. Overnutrition : An epidemic problem in pet animal practice. *Vet Clin North Am Small Anim Pract* 19（3）: 433-446.

7) Richardson DC. 1992. The role of nutrition in hip dysplasia. *Vet Clin North Am Small Anim Pract* 22（3）: 529-540.

8) Richardson DC. 1995. Development orthopedics : Nutritional influences in the dog. In : Ettinger SJ & Feldman EC, eds. *Textbook of veterinary internal medicine*, Vol. 1, WB Saunders Company, 252-257.

練習問題

問題31 大型犬種の成長期の整形外科疾患に関する下記の記述のうちで、間違った記述は次のうちどれか。

① 自由採食法とカルシウムの補充により、子犬の成長と骨の発達を最大にすることが、成熟時に立派な体格の大型犬にする。

② 発育期のエネルギーの過剰は急速な発育と成熟時の過体重を招き、骨格系疾患の危険性を増加させる。

③ 予防には適切なフードを選択し、給与量を適切に制限し、BCSを確認しながら成長速度を調節することが重要である。

④ 発育期の犬はカルシウム過剰に対する感受性が高いため、発育期用のフードとカルシウム剤の併用は避けなければならない。

⑤ 食事制限により標準の成長曲線を下回る成長スピードにしても、成熟時における体格への悪影響はみられない。

(解答はP.155参照)

14 骨関節炎と食事管理

要約・重要事項

骨関節炎（OA）は疼痛、跛行や動きのこわばりなどを主訴とする疾患である。

病態は関節軟骨組織の細胞外マトリクス（基質）の慢性退行性の炎症で、臨床徴候ならびに、X線検査所見（骨棘形成、および骨のリモデリング）から診断する。

犬のOAのほとんどは、靭帯損傷、外傷、発育期の整形外科疾患ならびに長期の過体重などに続発して潜在性に進行し、関節構造に不可逆的な変化をもたらす。犬のすべての年齢、サイズ、および犬種に発生しうる。そして、猫も同様に罹患する。

骨関節炎は整形外科疾患であるが、栄養学的介入がその臨床徴候の改善に効果的である。とりわけ、肥満動物の減量と、ω-3 PUFA補充療法はOAの治療に有効である。

Keyword

- □ 骨関節炎（Osteoarthritis；OA）　　□ 関節軟骨　　□ 軟骨細胞
- □ 細胞外マトリクス　　□ プロテオグリカン　　□ アグリカン　　□ アグリカナーゼ
- □ 遅効性病態改善物質　　□ サプリメント　　□ ω-3多価不飽和脂肪酸
- □ グルコサミンとコンドロイチン硫酸　　□ ミドリイガイ由来成分

骨関節炎（Osteoarthritis；OA）は一般的な疾患であり、飼い主は愛犬の跛行と動きのこわばりを主訴として動物病院を受診する。

OAは、関節軟骨組織の細胞外マトリクス（基質）の慢性退行性の炎症性状態で、疼痛、跛行、シットテストでの異常や運動障害などの臨床徴候に加え、X線検査所見（骨棘形成、および骨のリモデリング）から診断する。

OAの多くは、潜在性に進行し、関節の構造（軟骨の喪失、軟骨下骨の硬化）に不可逆的な変化をもたらし、関節周囲組織の変化も伴い、関節の可動域を制限する。

犬のOAは、ほとんどが続発性の疾患である。しばしば靭帯（とりわけ前十字靭帯）の断裂、事故による脱臼や外傷性損傷（骨折）などの外傷がOAの原因としてあげられるが、発育期の整形外科疾患（肘関節形成不全、骨軟骨症、股関節形成不全）ならびに長期の過体重も中・高齢期におけるOAの遠因となる。OAの多くは過体重の大型の中・高齢犬に好発するが、本疾患はすべての年齢、サイズ、および犬種に発生しうる。

猫も、犬と同様にOAに罹患し、その有病率は報告によって16.5～22％であり、加齢とともに割合が高くなる。猫のOAの診断は犬の場合に比較して難しく、X線画像診断、臨床検査所見、飼い主の稟告ならびに観察を総合的に評価して診断する。

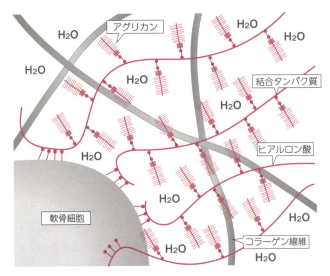

図3-14-1　軟骨細胞と細胞外マトリクスの模式図
軟骨細胞は細胞外マトリクス（基質）と呼ばれる保水性の高いプロテオグリカン分子を作る。

1 骨関節炎（OA）

　OAに関連する典型的な変化は関節包、軟骨下骨、靭帯ならびに筋肉など、すべての関節組織などにみられる。

　軟骨表層の線維化は関節表面を粗造にし、これが進行すると、より深部にある軟骨層を傷害する。軟骨層は徐々に薄くなり最終的に喪失され、軟骨下骨を露出することになる。

　遊離した軟骨組織断片が関節内部で炎症反応を惹起する。これに引き続いて、プロスタグランジン、インターロイキン-1（IL-1）、IL-6およびTNF-αなどの炎症性メディエーターの放出が起こり、炎症像を増悪させる。

　炎症促進性エイコサノイドの放出は、退行性変化をさらに助長する。

　OAにおいて、一般的にみられる主要な病理学的特性の一つは、軟骨の主成分であるプロテオグリカン（例；アグリカン）の損失であり（図3-14-1）、それは軟骨組織の喪失へと進行していく。そして軟骨の機能的ならびに構造的な完全性を障害し、その結果として体重負荷が困難となる。

2 OAの治療

　基本的に前述の原発性の要因の回避や除去はOA進行遅延や管理において重要である。

　感染性ならびに免疫介在性の関節炎の除外診断を行ったうえで、小動物におけるOAの非外科的管理は、図3-14-2に示した3つの療法からなる。

　つまり、①栄養学的管理、②活動の変更と理学療法（リハビリテーション）による進行遅延と生活改善、そして、③臨床徴候の内科的な緩和療法である。

　内科療法では、消炎鎮痛薬を用いる療法が一般的である。非ステロイド性抗炎症薬（NSAIDs）と副腎皮質ホルモン（ステロイド剤）は、一般的に、効果的な治療法であるとされているが、NSAIDsの長期使用は副作用（消化管出血、腎機能低下）のリスクを増大させる可能性がある。猫においては、その使用はさらに慎重にしなければならないといわれている。

　ステロイド剤の投与は軟骨細胞の基質合成を妨げる可能性があり、さらに、その免疫抑制効果と関連し、他病罹患の危険性が増大するリス

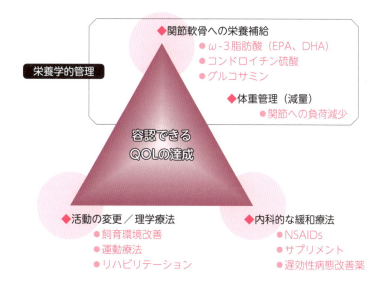

図3-14-2 骨関節炎の非外科学的管理

クがあることが指摘されている。このようなことから、効果的かつ副作用の知られていない内科療法として、適切な栄養学的管理および遅効性病態改善物質（サプリメント）の投与がOAの管理に利用されるようになっている。

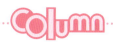

骨関節炎のメカニズム

軟骨細胞は細胞外マトリクス（基質）と呼ばれる保水性の高いプロテオグリカン分子を作る。プロテオグリカンの外側を膠原線維の網目構造が覆うことで大変弾力性に富んだ、衝撃吸収作用の強い軟骨構造を作っている。細胞外マトリクスは常に新陳代謝し、分解と再構築が繰り返される。炎症により細胞外基質は分解され、分解圧が大きくなると次第に軟骨の構造の消失が起こる。さらに軟骨細胞自体は通常は分裂増殖しないため、損傷・欠損すると再生することはない。

関節に炎症が生じると、滑膜細胞や浸潤した白血球から炎症性メディエーターや細胞外基質分解酵素（アグリカナーゼを含むマトリクス・メタロプロテナーゼ）が産生放出される。これにより、さらに変性と炎症を悪化させる。これらが炎症を悪化させ、軟骨の分解を進めていく。

プロテオグリカンが分解され軟骨が浸食されるとクッションとしての関節軟骨が薄くなり、知覚神経が分布している軟骨下骨に刺激が直接的に加わることになるが、これが骨関節炎の疼痛の激化と臨床徴候の重篤化に加担する。したがって、炎症性メディエーターや分解酵素を減少させる治療を行うことが肝要である。

(1) 食事管理の有効性

　股関節形成不全ならびに骨軟骨炎などの成長期整形外科疾患（DOD）は、遺伝を含む多因子性に発症するが、過剰栄養が発症時期と重篤度に大きく関係すると考えられている。

　発育期に過体重となった犬の整形外科疾患が中期以降のOAの発症時期と重篤度に関係していることが報告されている（Smith et al. 2006）。

　とりわけ、急激に発育する大型犬種の子犬においては、エネルギーとカルシウムの過剰摂取に対する注意が強調されている。これらの犬種には、発育期における特別な食事管理が必要となる（P.113～参照）。

　脂肪とエネルギーの制限による発育速度のコントロールに加え、カルシウム供給量についても制限する必要がある（乾物量としてカルシウムを0.7～1.2％含有するフードを給与する）。

　体重過剰は、明らかに関節に負担をかける。そして、肥満犬の体重を減量させるだけでも股関節部のOAに関連する臨床徴候（跛行など）を改善することが可能である（Impellizeri et al. 2000）。

　以上から、適切な食事管理により、DODと肥満を回避することは、犬におけるOAの有病率を減少させると思われる。

(2) 遅効性病態改善物質（サプリメント）の有効性

① ω-3多価不飽和脂肪酸

　犬においては、エイコサペンタエン酸（EPA）をはじめとするω-3多価不飽和脂肪酸（ω-3 PUFA）の補充が最も効果的と評価されている。

　ω-3 PUFA（EPA、ドコサヘキサエン酸；DHA、エイコサテトラエン酸；ETAなど）は、シクロオキシゲナーゼ（COX）とリポキシゲナーゼ（LOX）の経路をアラキドン酸（AA）と競合し、AAの代謝を阻害することで、抗炎症作用と疼痛の緩和作用を持つようである。

　犬におけるエビデンス（4つの無作為化対照設置の研究）では、ω-3 PUFA補充の効果を評価したが、OAの臨床徴候の緩和において有意な効果を証明している。

　ω-3 PUFAの代謝から生成されたエイコサノイドは、AA（ω-6 PUFA）由来のエイコサノイドに比較して、全身的ならびに関節内において炎症誘発性がより少ない。

　すなわち、メディエーターを炎症性の弱いものに置換することで、OAの徴候を緩和すると思われる。食事中のω-3 PUFA補充量を増加させると、細胞膜と組織におけるω-3 PUFAの含量が増加すると同時に、ω-6 PUFA（とりわけAA）の含量を減少させ、その結果、炎症過程を変更させる。

　ω-3 PUFAは、アグリカナーゼの発現と活性を減少させることが報告されている（Caterson et al. 2005）。

　犬のOAにおける軟骨代謝や、疾病の進行における初期の病的変化の改善を目的とするω-3 PUFAの役割に関する研究の結果、犬においてEPAは、臨床においてプロテオグリカンの喪失を有意に減少させ、軟骨分解を効果的に遅延させる能力を有するω-3 PUFAであった。EPAをはじめとするω-3 PUFAはプロテオグリカン分解酵素（アグリカナーゼ）の遺伝子発現を減じることで、軟骨組織の退行性変化を予防するといわれている（図3-14-3）。

　猫においてもω-3 PUFAの補充がより効果的であることが示されている（Innes et al. 2008；Hahn et al. 2008）。

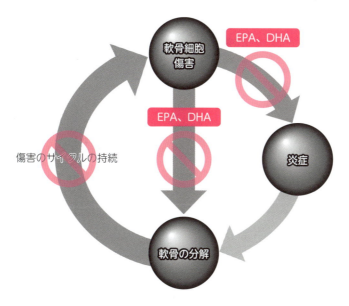

図3-14-3　骨関節炎とEPA、DHA

表3-14　代表的な経口サプリメント成分の評価

サプリメント成分	システマティック・レビューでの評価 (Vandeweerd et al. 2012)
ω-3多価不飽和脂肪酸 (EPA、DHA)	犬における4本の無作為化対照設置の研究報告はω-3PUFA補充食事の効果を検証した。 研究の質が高く、OAの臨床徴候に対する有意な効果を証明。
ミドリイガイ粉	4論文中、3つの研究において効果を確認。 投与量の基準作りが必要。
グルコサミン＋コンドロイチン硫酸	継続評価が必要。

② グルコサミンとコンドロイチン硫酸

　グルコサミンとコンドロイチン硫酸には、いくつかの動物種において滑膜炎に対する予防的効果を示唆する報告があり、両者は共同して退行性変化を遅延させ関節軟骨の代謝を調節すると思われる。

　しかし、ヒトにおける疼痛緩和に関する複数の報告や、犬におけるいくつかの研究の結果は相反するものであったため、評価は確定していない（**表3-14**）。

③ ミドリイガイ由来成分

　ミドリイガイはグリコサミノグリカンの豊富な供給源としても知られているが、ミドリイガイ由来の成分に関して、効果が一貫して確認されるのは脂質抽出物製剤であるため、OA管理に中心的役割を果たす成分は、ω-3PUFA（エイコサテトラエン酸など）であると考えられている。

　ミドリイガイの脂質抽出物製剤PCSO-524（Antinol）をOA罹患犬に与えた複数の研究では、臨床徴候の良好な改善を示した（Mongkon et al. 2012）。

14 骨関節炎と食事管理

【参考文献】

1) Budsberg SC, Bartges JW. 2006. Nutrition and osteoarthritis in dogs : does it help ? *Vet Clin North Am Small Anim Pract* 36(6) : 1307-1323.

2) Caterson B. 2005. Cartilage physiology—unique aspects of canine articular cartilage. *NAVC Symposium, Canine Osteoarthritis.*

3) Fritsch DA, Allen TA, Dodd CE, et al. 2010. A multicenter study of the effect of dietary supplementation with fish oil omega-3 fatty acids on Carprofen dosage in dogs with osteoarthritis. *J Am Vet Med Assoc* 236(5) : 535-539.

4) Gruen ME, Griffith E, Thomson A, et al. 2014. Detection of clinically relevant pain relief in cats with degenerative joint disease associated pain. *J Vet Intern Med* 28(2) : 346-50.

5) Hahn KA. 2008. Nutritional management of cats with arthritic discomfort : results from controlled clinical trial. *Proceedings, Hill's Global Mobility Symposium* 27-28.

6) Impellizeri JA, Tetrick MA, Muir P. 2000. Effect of weight reduction on clinical signs of lameness in dogs with hip osteoarthritis. *J Am Vet Med Assoc* 216(7) : 1089-1091.

7) Innes J, Gabriel N, Vaughan-Thomas A. 2008. Feline arthritis: changes in articular cartilage, development of a degradation model and testing of candidate nutrients. *Proceedings, Hill's Global Mobility Symposium* 22-26.

8) Lascelles BD. 2010. Feline degenerative joint disease. *Vet Surg* 39(1) : 2-13.

9) Mongkon N, Soontornvipart K. 2012. Preliminary study of the clinical outcome of using PCSO-524 polyunsaturated fatty acid compound in the treatment of canine osteoarthritis and degenerative spinal diseases. *Thai J Vet Med* 42(3) : 311-317.

10) Roush JK, Cross AR, Renberg WC, et al. 2010. Evaluation of the effects of dietary supplementation with fish oil omega-3 fatty acids on weight bearing in dogs with osteoarthritis. *J Am Vet Med Assoc* 236(1) : 67-73.

11) Roush JK, Dodd CE, Fritsch DA, et al. 2010. Multicenter veterinary practice assessment of the effects of omega-3 fatty acids on osteoarthritis in dogs. *J Am Vet Med Assoc* 236(1) : 59-66.

12) Smith GK, Paster ER, Powers MY, et al. 2006. Lifelong diet restriction and radiographic evidence of osteoarthritis of the hip joint in dogs. *J Am Vet Med Assoc* 229(5) : 690-693.

13) Vandeweerd JM, Coisnon C, Clegg P, et al. 2012. Systematic review of efficacy of nutraceuticals to alleviate clinical signs of osteoarthritis. *J Vet Intern Med* 26(3) : 448-456.

練習問題

問題32 次の記述の中で、犬の骨関節炎の予防や治療法として、間違っているものはどれか。

① 歩行しやすい床面、スロープ設置など生活環境の改善を行い、四肢への負担を軽減する。

② 過体重、肥満の動物には減量を勧め、非ステロイド性抗炎症薬（NSAIDs）による対症療法を行う。

③ 過体重、肥満の動物には減量を勧め、内科療法と併せてω-3多価不飽和脂肪酸の補充を行う。

④ 発育期の大型犬種の子犬にはエネルギーとカルシウムの追加補充を行うことで、筋骨格系の増強を図る。

⑤ 靭帯の損傷などの整形外科疾患の早期介入を行い、続発性に起こる骨関節炎を進行遅延させる。

(解答はP.156参照)

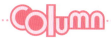

ω-3 PUFA 強化食の OA 患者への臨床試験

臨床試験 1	臨床試験 2	臨床試験 3
飼い主所有の犬127頭 (Roush, Dodd et al. 2010)	飼い主所有の犬38頭 (Roush, Cross et al. 2010)	飼い主所有の犬131頭 (Fritsch et al. 2010)
● 6ヵ月間の試験 ● 獣医師と飼い主へのアンケート調査 ● 日常活動性（起き上がる、遊ぶなど）の改善についての評価（p＝0.033）	● 3ヵ月間の試験 　（無作為対照設置） ● フォースプレートを用いた床反力の評価：5.35％改善 　（p＝0.04） ● 試験食82％ 対 対照食38％ 　（p＝0.01）	● 標準NSAID用量を投与の犬 　（無作為対照設置） ● 試験食群の46％でNSAIDの用量が減少（p＝0.044） ● 対照食群に比較して平均25％の用量の減少

（臨床試験 1 ～ 3 のまとめ）

　OA罹患犬にω-3PUFAを補充した食事を与える複数の臨床試験では、飼い主による評価、臨床整形外科的検査、および床反力測定（フォースプレート）や歩様分析などに基づき、総ω-3PUFAやEPAを高用量に与える利点が確認された。飼い主は給与開始から3週間で臨床症状の改善に気づき始め、6週目には明らかな改善を確認した。床反力測定により客観的な指標の改善も確認され、さらに、疼痛管理に必要なNSAIDs（カルプロフェン）投与量の減少もしばしば可能であった。

15 皮膚と被毛の栄養

要約・重要事項

皮膚と被毛は身体における最大の器官の一つである。

そして、身体を外部環境からの侵襲から守り、体内からの水分喪失を防ぎ、体温とエネルギーの温存を助けることで寒冷な環境に耐えるなどの重要な役割を担う。

皮膚と被毛の健康維持、疾病状態からの回復には栄養が不可欠となる。一方、不適切な栄養摂取がこの器官の異常の原因ともなる。

Keyword

□表皮　□経表皮水分喪失　□ターンオーバー　□角化異常　□脂漏症
□アナゲン　□カタゲン　□テロゲン　□肝性皮膚症候群
□ジェネリック・ドッグフード皮膚症候群

1 皮膚と被毛の臨床的重要性

飼い主はペットの皮膚や被毛の質など外見を常に気にしている。皮膚と被毛は多くの栄養因子の影響下にあり、これらに必要な栄養素の健康時ならびに疾患時における要求を理解することが重要である。

(1) 皮膚

皮膚は身体のうちで最大の器官である（図3-15-1）。生後間もない子犬の皮下組織、皮膚、および被毛の割合は、その体重の約24%を占める。その割合は成長に従い減少し、品種によって異なるが成犬体重の12〜14%になる。

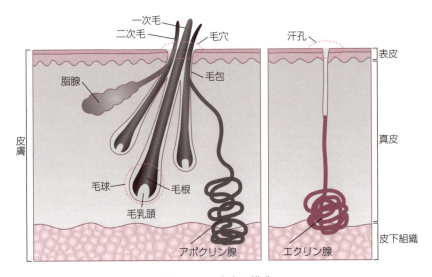

図3-15-1　皮膚の構造

皮膚は、動物と環境との間に存在する解剖学的、および生理学的な障壁（バリア）である。皮膚は、温度、痛み、および圧力などを知覚する一方、経表皮水分喪失を最少化し、そして物理的、化学的、および微生物学的な攻撃に対する保護機能を有する。さらに、皮膚は内臓機能と密接な関係を持ち、内科的な疾病過程を反映する場合がある。

　健康な動物の表皮は、ゆっくりと分裂増殖する細胞集団である。表皮細胞は表皮の基底層の細胞が分裂・増殖した後、分化・成長し、有棘層と顆粒層を経て、そして最終的に表面の角質層中へ移動し、その後、正常にフケとして脱落する。

　犬では、細胞が基底層から角質層へ移動するのに約22日かかる（コラム「表皮細胞の新陳代謝」参照）。

(2) 被毛

　被毛は長さ、厚さ、および生毛密度、そして個々の毛の髄質構造などが動物の栄養素要求量と密接に関係する。

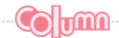

表皮細胞の新陳代謝

　皮膚のバリア機能の構成要素は、角質が表層から順に剥離する特性、角質層の抗菌性ペプチド、そして強固なケラチン複合体からなる角化封筒を有する角質細胞と、細胞間隙の脂質（セラミド）から成る。正常犬では角質細胞とセラミドがモルタルでレンガを積み上げたような組織構造を形成するが、アトピー性皮膚炎（AD）罹患犬の角質層では、細胞間脂質の異常が認められる。これは経表皮水分喪失にも影響し、健常犬と比較すると、AD犬における水分喪失量が有意に大きい（Mauldin 2006；Shimada et al. 2008）。

　基底層から起こった細胞が有棘層に分化するころに、血液から供給される栄養素を取り込み、細胞内のラメラ顆粒にリノール酸など脂質を蓄積する（顆粒層）。その後、ラメラ顆粒から細胞間隙に放出された脂質が酵素によってセラミドや脂肪酸に転換され、角質層の疎水性構造を完成させる。

　また、角質細胞のタンパク質骨格は角質層の構造保全に大きく貢献する。顆粒層細胞中のケラトヒアリン顆粒で作られるフィラグリンがケラチン・フィラメントと結合し、凝集することで、強固な「骨格」を形成する。このフィラグリン発現の異常も、AD発症要因の一つに関係しているといわれている。

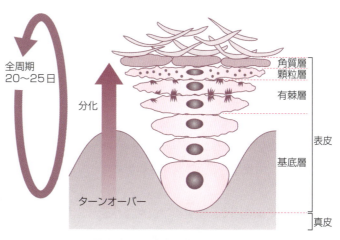

図3-15-2　表皮細胞の新陳代謝

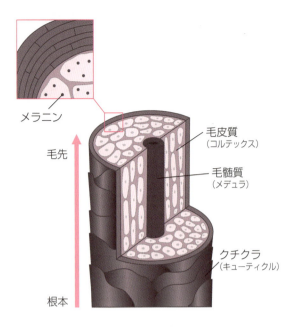

図3-15-3　正常な被毛の微細構造

被毛は、水分含量にもよるが、その65〜95％はタンパク質から成る。ポメラニアンなど、小型の長毛品種は、身体中の体毛量の割合が大きく、日々の被毛成長を維持するためには、食物中のタンパク質の最大30％を使うといわれている。一方、短毛の大型犬は、食物中のタンパク質の最大10％程度を使用するだけである。被毛のその他の成分は水分、脂質、色素、および微量成分である。

正常な毛幹は直径が均一で、先端へ向かって緩やかに細くなる。毛の微細構造は、クチクラ（キューティクル）と、毛皮質と毛髄質が明瞭な境界を示す（図3-15-3）。被毛は、動物種や品種によって直毛か、もしくは捻転し、色素も異なる。不適切な湾曲、縮れ、形成不全などは、基礎疾患として栄養性もしくは代謝性の疾患を示唆する。

一般に、長く、繊細で、髄質が空洞を含む被毛が密生すると、寒冷環境において断熱性がよく、エネルギー要求量を調節するのに役立つ。

2　栄養に関係した皮膚疾患の危険因子

多くの栄養素の要求量は成長期と繁殖期において最も高いため、その時期に栄養不足に起因する皮膚と被毛の異常が発生しやすい。

とりわけ、手作り（自家製）フード、低品質の市販フード、またはサプリメントを不適切に補充された市販フードを与えられた場合に、栄養異常が発生するリスクが高まる。さらに品種特有の遺伝的素因が関係する可能性もある。

自家製フードの場合、いくつかの栄養素の過剰性または欠乏性疾患のリスクがある（Roudebush et al. 1992）。カルシウム、必須脂肪酸（EFA）、特定のビタミン、および他の微量栄養素が欠乏しやすく、一方、やみくもなサプリメント添加はある種の成分の過剰を引き起こす。

市販サプリメント中のカルシウムなど、ミネラルの過剰は、亜鉛など必須の微量元素の吸収を妨げる。

3　栄養に関係した皮膚疾患の臨床症状

栄養との関連性を示す皮膚と被毛の臨床症状としては、表3-15を参照。

4　重要な栄養因子
（1）タンパク質と脂肪

皮膚のターンオーバーと被毛の発育のためにタンパク質とエネルギーが必要である。

発育中の被毛は特に、含硫アミノ酸など特定のアミノ酸が必要なため、最適なタンパク質の質（必須アミノ酸）と量を供給しなければならない。脂肪は細胞の増殖や成長のための主たるエネルギー源である。

これらの不適切な摂取は皮膚の角化異常、毛色素消失、被毛の質の悪化と脱毛、および表皮と皮脂腺の脂質の変化が起こる。その結果、皮

表3-15 栄養異常を疑う皮膚と被毛の症状

被毛の状態	皮膚の状態
●被毛密度が薄い	●異常な鱗屑の蓄積（乾性脂漏）
●乾燥し、コートが貧相	●四肢末端の脱毛、紅斑、痂皮形成
●傷つきやすく、容易に脱毛	●褥瘡、および創傷の治癒遅延
●被毛の成長速度が遅い・毛刈り部位の発毛が遅い	●屈曲・伸展を繰り返す部位の脱毛、紅斑、痂皮形成
●正常な毛色の喪失	

膚の防護壁（バリア）機能を失い、続発性の細菌性、または酵母菌感染ならびに抗原の侵入を許すことになる。

重症の原発性脂漏症罹患犬は、表皮細胞再生速度が少なくとも約3倍に上昇し、ターンオーバーに要する日数は約7～8日と推定され、タンパク質とその他の栄養素の要求量が増大していると思われる。全身に拡大した毛包虫（デモデックス）感染症、または他の基礎疾患に続発した重症の膿皮症罹患犬は、健康な成犬に比較して栄養素要求量が増大する。

● **代謝性表皮壊死症**

肝性皮膚症候群または表在性壊死性皮膚炎とも呼ばれ、重篤な代謝異常に続発する。

臨床徴候は口腔、眼、下肢、肢端、および生殖器周囲のびらんを伴った痂皮性の皮膚異常、そして足の肉球における角化亢進、潰瘍化、または両症状の併発である。

高齢犬に多くみられ、しばしば肝硬変など

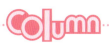

Column

毛周期

毛周期と被毛の状態は長日・短日条件、環境温度のほか、健康状態、遺伝、ホルモン、栄養などの内因性要因によって影響される。

アナゲン期毛の毛根部は身体中で最も急速に細胞分裂し、活発に成長する。

ほとんどの哺乳類において、被毛は遺伝的に決まった長さに成長した後は、テロゲン毛包がしっかりと毛幹（死毛）を保持する長期の非活動期に入る。犬と猫においてもほとんどの品種の毛周期はテロゲンが最も長く、全被毛においてテロゲン期毛が優性である。テロゲン期の長さは品種ごとに異なり、一部の品種（プードルとシュナウザー）では被毛は、ほぼ一貫して成長するアナゲン期毛が優性である。

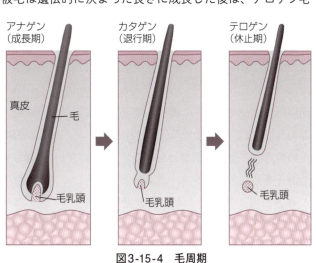

図3-15-4　毛周期

重度の肝臓病、糖尿病、副腎皮質機能亢進症などと関連する。代謝異常は多くの場合、炭水化物不耐症と、顕著な低タンパク血症などである。

基礎疾患の治療を優先するが、肝硬変などの不可逆的な疾病の場合、良質のタンパク質の補給を行うなど、対症療法を行う。

(2) 多価不飽和脂肪酸

● 皮膚における機能

皮膚におけるリノール酸を含む多価不飽和脂肪酸（PUFA）の最も重要な機能の一つは、表皮角質層の脂質のセラミドの形成である。

角化細胞間にセラミドが十分存在する角質層は、水分と他の栄養素の損失を防ぐと同時に異物や抗原の侵入を阻止するバリア機能を果たす（Schoenherr et al. 2000；Ackerman 1995）。

また、ω-3 PUFAはエネルギー源であると同時に、エイコサノイドの前駆物質となり（White et al. 1992）、炎症過程を調節する（P.98参照）。

ラットに必須脂肪酸欠乏食を与えた場合、発育遅延、水分摂取の増加、尾の壊死、および皮膚の鱗屑の増加が認められた。水摂取量の増加と発育遅延は、バリア機能低下に伴う経表皮水分喪失量の増加と関連し、熱の損失を補填するためのエネルギーのロス量が増大したためである。

脂肪酸欠乏が皮膚弾性の損失、鱗屑症（乾性脂漏）、紅皮症、角化亢進、表皮の剥離、被毛の異常ならびに脱毛などを起こす。

なお、亜鉛、ビタミンE、およびピリドキシンなどの栄養素の欠乏はEFA欠乏に類似した症状を引き起こす。EFA摂取はこれらの栄養素の必要量に影響する。

(3) ミネラル類

ミネラル類は相互に影響するため、摂取量と同時にバランスが重要である。

ミネラルバランス障害による皮膚症状のうちで、最も一般的にみられるものとしては、銅と亜鉛の原発性または続発性の欠乏である。

① 銅

銅は輸送タンパク質の成分として、そして銅関連酵素として多様な代謝機能に関与する必須の微量元素である。銅関連酵素のリシルオキシダーゼは結合組織の熟成に関与する。その他にチロシンからメラニンの生合成、角質前物質からケラチンの合成、カロテンからレチナールへの変換などの反応に関係する。

銅欠乏は発育期の動物にみられやすく、その徴候は、正常な被毛色素の欠損、被毛密度の減少、光沢のない荒れた被毛などである。原因としては、フード中に銅が欠乏するか、または他のミネラル（亜鉛、カルシウム、鉄）の過剰などが関係する。とりわけ亜鉛の過剰は、腸の粘膜上皮細胞のメタロチオネインを介して銅の吸収を阻害し、銅の欠乏を招く。

食材によって、銅の生物学的利用率が異なる。家禽、牛肉と羊のレバー（肝臓）中の銅の利用率は比較的高く、大豆粉とトウモロコシグルテン粉は中等度で、豚の肝臓の銅利用率は低い。酸化銅は利用できない。

② 亜鉛

亜鉛は、DNAやRNAなどの核酸やタンパク質を生成するうえで必要となる金属酵素の重要な構成成分である。また、同時に生理機能の調節を行う。

亜鉛欠乏の症状は、皮膚の潰瘍、皮膚炎、脱毛、角質肥厚などで、発育期の犬ならびに子猫に起こりやすい。病変は、四肢の肉球部

分、関節上の皮膚や、腋窩、鼠径部などにおいて顕著となる。

他のミネラル類やフィチン酸塩の過剰、消化率の低いフード、およびEFAの欠乏などがリスク因子となる。

亜鉛とEFAの吸収と代謝には密接な関係があり、亜鉛欠乏はEFA欠乏徴候を悪化させるが、逆に、EFAの補充は亜鉛欠乏症状をかなり改善する。亜鉛欠乏による皮膚の異常は多くは可逆的で、適切な栄養バランスのフードに変更することで皮膚の病変は改善できる。

● ジェネリック・ドッグフード皮膚症候群

低品質なフード給与による皮膚疾患の総称である。とりわけ、亜鉛が欠乏しているか、もしくは、穀物由来のフィチン酸塩やカルシウムを過剰に含むため亜鉛の吸収阻害をするような低品質なフードを与えると発症する（清水ら. 2009）。

治療は、高品質なタンパク質、ミネラル量とバランス、EFA含有が適正なフードに変更することである。

（4）ビタミン類

① ビタミンA

ビタミンAの機能は成長促進、上皮組織の分化および維持、毛根の活性化作用、そして正常な視覚機能と生殖活動の維持などである。ビタミンAの欠乏は皮膚症状を起こす。

成犬における角化異常、脂漏症性皮膚疾患などには、ビタミンAの追加補充で改善がみられる場合がある。

② ビタミンE

ビタミンEはフリーラジカルを消去して脂質過酸化を防ぐとともに（抗酸化作用）、生体膜を安定させる作用がある（Jewell et al. 2002）。実験的欠乏症例では、皮膚病変の形成が報告されている。

③ ビタミンB-複合体

若い発育期の動物におけるビオチン、リボフラビン、ナイアシン、およびピリドキシンの欠乏は、食欲不振、体重減少、下痢に加え、脱毛症、および乾燥したフケ症の脂漏などの皮膚の異常を引き起こす。ビオチン欠乏食を成長期の子猫に与えた場合は、皮膚炎、脱毛症、被毛色素欠乏を起こす。

いくつかのビタミンB複合体はEFA代謝における補因子として作用する。リノール酸の不飽和化ならびにγ-リノレン酸（GLA）の炭素鎖伸長は、どちらもピリドキシン欠乏において阻害されると思われる。

EFA補充は、ビタミンB複合体欠乏によって引き起こされる皮膚の障害を緩和する。

第3章　疾病と栄養

15　皮膚と被毛の栄養

【参考文献】

1) Ackerman L. Dermatologic uses of fatty acids in dogs and cats. *Vet Med* 90(12): 1149-1159.

2) Jewell DE, Yu S, Joshi DK. 2002. Effects of serum vitamin E levels on skin vitamin E levels in dogs and cats. *Vet Ther* 3: 235-243.

3) Little PR, King VL, Davis KR, et al. 2015. A blinded, randomized clinical trial comparing the efficacy and safety of oclacitinib and ciclosporin for the control of atopic dermatitis in client-owned dogs. *Vet Dermatol* 26(1): 23-30.

4) Mauldin EA. 2006. Skin barrier function and canine atopic dermatitis. *Proc of the 2006 Hill's Symposium on Dermatology*.

5) Roudebush P, Cowell CS. 1992. A survey of hypoallergenic diet recommendations by North American veterinarians and analysis of homemade diet prescriptions. *Vet Dermatol* 3: 23-28.

6) Roudebush P, Schoenherr WD. 2010. Skin and hair disorders. In: Hand MS, eds. *Small animal clinical nutrition*, 5th ed., Topeka, KS: Mark Morris Institute.

7) Saevik BK, Bergvall K, Holm BR, et al 2004. A randomized, controlled study to evaluate the steroid sparing effect of essential fatty acid supplementation in the treatment of canine atopic dermatitis. *Vet Dermatol* 15(3): 137-145.

8) Schoenherr WD, Roudebush P, Swecker WS. 2000. Use of fatty acids in inflammatory disease. In: Hand MS eds. *Small animal clinical nutrition*, 4th ed., Topeka, KS: Mark Morris Institute, 907-921.

9) Shimada K, et al. 2008. Increased trans-epidermal water loss and decreased ceramide content in lesional and non-lesional skin of dogs with atopic dermatitis. *Proceedings of the sixth WCVD*: 29-34.

10) 清水裕子, 横山真緒, 清水栄治, 永田雅彦. ペットショップ自家製ドライフードにより生じたジェネリック・ドッグフード皮膚症の犬の1例. 獣医臨床皮膚科15(4): 201-205.

11) White PD. 1992. Effects of gamma linolenic acid supplementation on serum and cutaneous fatty acid profiles and cutaneous eicosanoids in normal and atopic dogs. A double-blind, placebo-controlled, crossover study (abstract). In: *Proceedings. Second World Congress of Veterinary Dermatology*, Montreal, Canada, 32-33.

練習問題

問題33　皮膚と被毛に関する記述で、正しいものはどれか。

① ジェネリック・ドッグフード皮膚症候群は高タンパク質フードを与えることで発症する。

② 皮膚と被毛の栄養性の異常は、とりわけ発育期や妊娠・授乳期に起こりやすい。

③ 総合栄養食に亜鉛と銅を補充することで皮膚のバリア機能はさらに強化される。

④ 肝性皮膚症候群の対症療法は、リノール酸の食事補充が効果的である。

⑤ 自家製フードの銅を強化するためには、酸化銅または豚のレバーを補充する。

(解答はP.156参照)

16 食物に対する有害反応

要約・重要事項

食物有害反応とは、摂取した食物に対する異常な反応のことであり、皮膚症状や消化器症状を示す。免疫が関与しているものを食物アレルギーや食物過敏症といい、非免疫学的機序によるものを食物不耐症という。治療においては、有害反応の原因食物を特定し、それを回避した食事管理が最優先される。

Keyword

- 食物有害反応
- 食物アレルギー
- 食物不耐症
- 食中毒
- 薬理学的反応
- 特異体質
- 血管作動性アミン
- グルテン誘発性腸症
- グリアジン
- グルテニン
- 除去食
- 除去食-誘発試験
- 新奇タンパク質
- 加水分解タンパク質
- 粘膜関門
- 経口免疫寛容

食物有害反応とは、摂取した食物または食品添加物に対する異常な反応のことであり、皮膚症状や消化器症状を示す。さらに病理発生機序に基づいて図3-16-1のように下位分類される。

免疫が関与しているものを食物アレルギーや食物過敏症といい、非免疫学的機序によるものを食物不耐症という。食物アレルギーは犬猫がある食物に長い期間曝露されると発現する可能性があるのに対し、免疫の関与がない食物不耐症は、その成分の初回曝露でも起こる。

犬と猫の食物有害反応の罹患率は、不明である。獣医皮膚科専門医は、犬猫における全掻痒性皮膚疾患の1～6％は、食物有害反応であり、またアレルギー性疾患の10～20％は、食物アレルギーであろうと推定している。

ヒトでは、食品添加物が食物有害反応の原因となっているが、獣医療ではこれまで立証されたものはほとんどない。

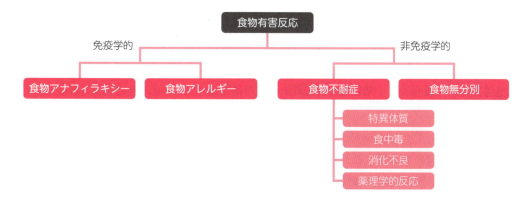

図3-16-1　食物有害反応の下位分類

1 食物有害反応の臨床症状

(1) 犬の皮膚症状

　犬の食物有害反応は典型的な非季節性掻痒性皮膚炎として起こり、時には消化管症状も付随する。性差はなく、1歳齢未満の若齢犬にも発生する。

　掻痒の程度は様々で、病変の分布範囲は、しばしば犬アトピー性皮膚炎との鑑別が困難であり、四肢、顔面、腋窩、会陰部、鼠径部、臀部および耳に多く発生する。また、病変が耳のみという場合がある。このことは、細菌またはマラセチア感染が併発している場合であっても、両側性の掻痒性外耳炎の場合では常に食物有害反応を疑うべきであることを示唆する。

　犬の食物有害反応の皮膚症状は、しばしば他の皮膚疾患と類似していることがあり、さらにノミアレルギー性皮膚炎やアトピー性皮膚炎などを併発している場合がある。

　食物アナフィラキシーは、食物に対する全身性の急性反応である。犬の臨床症状は、血管性浮腫または顔面・結膜浮腫といわれる限局的なタイプである。

　血管性浮腫は、典型的に口唇、顔面、睫毛、耳、結膜および（または）舌の広範な浮腫性腫脹として現われ、掻痒を伴う場合と伴わない場合がある。

(2) 猫の皮膚症状

　皮膚症状としては、病変のない全身性掻痒、粟粒性皮膚炎、頭・頸部に集中した自傷、外傷性脱毛、湿性ならびに鱗屑性皮膚炎などがある。血管性浮腫、じんま疹または結膜炎もみられる場合がある。

　多くの症例においてノミアレルギー性皮膚炎またはアトピー性皮膚炎が併発すると考えられる。罹患傾向に性差はなく、発症年齢は6ヵ月齢〜12歳齢に及ぶが、多くは2歳齢までに発症する。

(3) 消化器症状

　消化器症状の罹患率は不明である。発症年齢幅は広く、性差ならびに好発犬種は認められない。ただし、グルテン誘発性腸症は好発犬種が知られている（P.134）。

　食物アレルギーの臨床症状は胃・小腸、ならびに大腸にみられる。下痢は量が非常に多く、水様性、粘液性下痢または血便である。間欠的な腹痛がみられることもある。単に1日の排便回数が増加するだけの場合もある。

　皮膚の徴候がみられる犬猫の10〜15％で消化器症状が生じる。掻痒があり、1日3回以上の排便が認められた犬では、食物有害反応の可能性が高い。

　犬猫の炎症性腸疾患（IBD）の病態発生に食物アレルギーが関与している可能性がある。IBDは、慢性再発性の腹痛および大腸性下痢を示す消化器疾患である。

　食事を低アレルギー性の療法食に変更することによって、しばしば症状は軽減するため、この疾患においては、食物過敏症が一つの役割を担っていることが示唆される。

2 原因病理学

(1) 正常な粘膜関門および経口免疫寛容

　食物は身体に入る最大の異物であり、消化管は、栄養素の消化・吸収のための器官であると同時に、おそらく身体の中で最大の免疫器官の一つであると考えられる。食物抗原過敏症に対する防御機構には粘膜関門や腸管関連リンパ組織（Gut-Associated Lymphoid Tissue；GALT）の細胞性免疫系による経口免疫寛容などがある。これらが正常に機能していれば、食物有害反応は起こらない。

　粘膜関門は、効果的な消化、粘膜層、完全で機能的な上皮細胞、および免疫グロブリンA（IgA）から構成される（図3-16-2）。これら

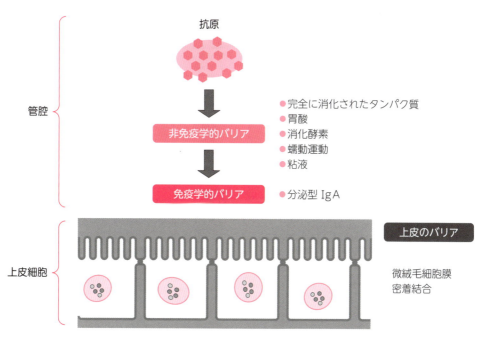

図3-16-2　粘膜バリア

を完全に機能させ、過剰に食物抗原を通過させないようにすれば摂取抗原を抑制できるため、GALTに曝露される抗原は最小限になる。

時として粘膜関門は大きな食物中のタンパク質分子を通すことがあるが、固有層を通過して侵入した抗原は、肝臓および腸間膜リンパ節の単球-マクロファージ（細網内皮）系によって排除される。

GALTは、有害性異物や病原体に対して迅速かつ強力に反応するが、一方で大量の食物抗原に対しては寛容でなければならない。

吸収された食物抗原は、GALTに提示されるが、これに対しては、細胞介在性の抑制反応という形を取る。こうした抑制反応を経口免疫寛容という。

ところが、食物抗原がGALTの欠陥のあるサプレッサー受容体と遭遇するか、全身循環血中に入り込むと、アレルギー反応が生じる可能性がある。

（2）食物抗原と交差反応

一般に、ヒトで確認されている主要な食物アレルゲンは水溶性糖タンパク質であり、分子量は10,000～70,000ダルトンで、熱や酸、プロテアーゼ処理にも安定している（Sampson 1993）。ダルトンとは、タンパク質の分子量を表す単位で、1ダルトンは炭素12核種の質量の1/12である。

北米ならびに日本の報告では、犬において、小麦、牛肉、鶏卵、トウモロコシ、家禽肉、大豆および乳製品が、猫では上記に加え、魚肉、鶏肉／家禽肉が食物アレルギーによる皮膚症状を引き起こすことが示された（表3-16-1）。

ヒトでは、あるアレルゲンと近縁の食物に対する食物アレルギーが知られている（交差反応）。患者は様々な魚肉とエビ、カニ等の甲殻類との間で交差反応を示す。

小麦、ライ麦および大麦は交差反応が認められるが、オート麦（燕麦）は交差反応をほとんど示さないと考えられている。牛乳、山羊乳お

16 食物に対する有害反応

表3-16-1 一般的な食物アレルゲン

犬	n＝278
牛乳	
乳製品	69%
小麦	
鶏肉	
鶏卵	
ラム	25%
大豆	
その他	6%

猫	n＝56
牛乳	
乳製品	80%
魚	
その他	20%

※北米、ヨーロッパ、オーストラリア、ニュージーランド、日本の症例報告（Mueller RS and Tsohalis J. 1998；
Chesney CJ. 2002；Ishida R et al. 2004；Ishida R et al. 2003）などより。
Hand MS, Thatcher CD, Remillard RL, Roudebush P. 2010. Small animal clinical nutrition, 5th ed., Topeka,
KS：Mark Morris Institute より許可を得て改変。

および羊乳中のタンパク質間や、小児の鶏卵アレルギーでは、他の鳥類の卵タンパク質との交差反応が示されている。

しかし、ペットにおいて、食物アレルゲン間の交差反応に関しては、ほとんど報告されていない。

(3) 食物過敏症

最もよく定義された食物アレルギー反応は、IgE介在性の即時型過敏症（数分～数時間以内に発症）である。食物過敏症の大多数がたいていⅠ型過敏症で、臨床症状の発症には、肥満細胞の脱顆粒が必要である。

食物抗原を繰り返し摂取すると、特異抗体（IgE）が誘導され、IgEは肥満細胞と結合する。そこへ再び抗原が摂取されると、肥満細胞表面上の2つのIgEと結合し（架橋）、脱顆粒を促す。脱顆粒により、ヒスタミン様物質が放出され、アレルギー反応を発現する（図3-16-3）（Cave et al. 2006）。

(4) グルテン（グリアジン）誘発性腸症

グルテン誘発性腸症（セリアック病）はヒトの小腸の慢性炎症性疾患の一種である。犬猫の

グルテン誘発性腸症の罹患率は不明であるが、類似疾患がアイリッシュ・セッターや他の犬種にも起こるといわれている。グルテン誘発性腸症の病因については、おそらく免疫系が介在していると考えられている。

罹患犬は発育不良を示し、慢性の間欠的な小腸性下痢を示す（Hall et al. 1990）。

小麦粉など穀物の粉にはアルブミン、グロブリン、プロラミン、グルテリンなど数種類のタンパク質が含まれている。小麦に含まれるプロラミンタンパク質とグルテリンタンパク質は、グリアジンとグルテニンである。

一般的に「グルテン」と呼ばれているものはグリアジンとグルテニンの混合物である。これらは通常は消化酵素によって消化され、完全に加水分解された場合、問題を起こすことはない。

グリアジンは4種類の主要な電気泳動分画を持つが、ヒトで症状を起こさせる分画はα-グリアジンと考えられる。小麦、ライ麦、大麦のプロラミンの配列には相同性があり、交差反応が知られている。

しかし、米やトウモロコシには小麦のプロラミンとの相同性はない。そのため、小麦に反応していても、米には反応しない。

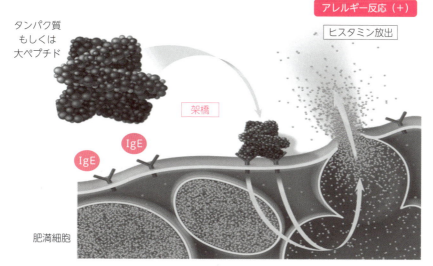

図3-16-3 食物抗原となる大ペプチド〜タンパク質
日本ヒルズ・コルゲート株式会社「プリスクリプション・ダイエットz/d」のリーフレットから許可を得て転載。

3 食物に対する非免疫性反応

非免疫性の食物有害反応には、食物不耐症および無分別な食物摂取がある（**図3-16-1参照**）。食物不耐症は、食物アレルギーに類似するが、免疫機構が関与していないため、動物がある食物または食品添加物を初めて摂取しても生じる点でアレルギーと異なる。

(1) 食中毒

食中毒は、食物または食品添加物が直接動物に作用して生じる一種の有害反応である。

食中毒の例として、①栄養素の過剰摂取（ビタミンAまたはビタミンD中毒症）、②細菌または、その毒素代謝物による食物汚染（ごみ箱あさりによる腐敗物質、ボミトキシン［カビ毒］）、③ある種の食物（タマネギ、チョコレート、レーズン、キシリトール）の摂取、④毒性のある食品保存料（猫における安息香酸塩、プロピレングリコール）の摂取がある。

(2) 食品添加物に対する特異体質

ヒトで食品添加物（亜硫酸塩、グルタミン酸一ナトリウム、合成着色料、安息香酸塩、パラベン、香辛料など）に対する有害反応が、しばしば報告されている。

これらの食品添加物が、犬猫に問題を引き起こしたとするデータはほとんどない。

(3) 薬理学的反応

食物由来のヒスタミンなどの物質に対する薬理学的反応によっても、食物不耐症が誘発される。サバ科の魚肉は腐敗しやすく、ヒトではよくヒスタミン中毒の原因となり、臨床症状としては通常、消化器症状、発汗、じんま疹、顔面腫脹および紅斑がみられる。

犬猫においても、サバ科の魚肉による有害反応が観察されている。

(4) 消化不良

代表例が、ラクトース不耐症である。

授乳期の子犬や子猫は、腸管内に十分量のラクターゼを有し、母乳中のラクトースを消化できるが、多くの動物では、離乳後に刷子縁上の二糖類分解酵素活性が低下する。

16 食物に対する有害反応

表3-16-2　除去食の条件

①	タンパク質源の数を制限
②	新奇タンパク源であること（加水分解タンパク質も含む） ● ラム肉、ウサギ肉、シカ肉、豆腐、魚肉など
③	タンパク質の含有量の過剰を避ける
④	高消化性のタンパク質 ● 完全に消化し、低抗原性のアミノ酸、小ペプチドにすることが重要
⑤	食品添加物を含まない
⑥	血管作動性アミンを含まない
⑦	動物種ならびにライフステージに適切な栄養組成

そのような動物が、ラクトースを過剰に摂取すると、消化不良による浸透圧性下痢や腹部膨満および不快感が起こる。子犬や子猫でも、ラクトース含量の高い牛乳や山羊乳を与えると発症することがある。

また、急激な食事変更を行った場合も、二糖類分解酵素活性の適応不十分による消化不良が発生する。

（5）無分別な食物摂取

暴飲暴食、異食症および残飯あさりのような無分別な食物摂取は、過剰な脂肪、細菌性・真菌性毒素、血管作動性アミン、または非消化性物質（例；骨、プラスティック、アルミホイルなど）の摂取につながり、通常、消化管に様々な徴候をもたらす。

4 診断

（1）食事歴の確認

患者の食事歴を検討し、有害反応に関連する食材の有無を調べる。食事歴は、飼い主に指示し、与えたものについて日誌をつけさせる。

主食や、おやつなどすべての経口摂取物、とりわけ、サプリメント、チュアブルタイプのビタミン錠やフィラリア予防薬、脂肪酸のカプセル、ガム、ヒトの食物、その他、同居する他のペットの食物の盗み食いの有無などにも注意を向け記録する。

市販のペットフードを給与している場合は、フードのラベルや製品ガイドに記載された原材料表示を確認する。特に、タンパク質源および食品添加物類に注意を払う。

（2）除去食

除去食試験は食物有害反応の診断方法として主要なものであり、信頼性が高い。理想的な除去食の条件は、**表3-16-2**のとおりである。

除去食に用いるタンパク質源はごく少数（1～2種類）に絞り、かつ、新奇なものにするべきである。加水分解タンパク質も新奇タンパク質のうちの一つと考えられる（Olivry et al. 2010）。市販の療法食または自家製フードが推奨される。

a．自家製の除去食

自家製の除去食は通常、1種類のタンパク源と1種類の炭水化物源から作る。

炭水化物源としては、米やジャガイモが一般的である。必須脂肪酸も加え、猫用にはタウリンを補給すべきである。

自家製除去食は、多くが栄養学的に不適切であり、一般に、カルシウム、必須脂肪酸、ビタミン類や微量栄養素が欠乏し、タンパク質が過剰の傾向にある（Rondebush et al. 1992）。

したがって、除去食として自家製食事を使用し、誘発試験の後に、アレルゲンとなるタンパ

表3-16-3　除去食−誘発試験プロトコール

①	開始前1〜2週間、飼い主は摂取食物と臨床症状を日誌に記入する。
②	外部寄生虫性アレルギーを除外し、併発の掻痒性の疾患（マラセチア感染症または膿皮症など）を治療しておく。
③	自家製フードまたは市販の療法食のいずれが適当かを判断する。
④	少なくとも4〜6週間食事を給与し、その間、摂取食物および臨床症状を観察する。
⑤	臨床症状の改善が認められない場合、食物有害反応の可能性はまずない。
⑥	一部改善が認められる場合、さらに4週間同じ食事を給与する。
⑦	劇的な改善が認められたら、元の食物または個々のタンパク質で誘発する。
⑧	部分的改善に留まるならば、有害反応とは無関係か他のアレルギー性疾患（アトピー）を併発している可能性がある。
⑨	従来与えていた食物または個々のタンパク質源で誘発する。
⑩	臨床症状が悪化すれば、食物に関連した疾患の可能性がある。
⑪	除去食を再開し、引き続き誘発する。
⑫	誘発試験の結果を基にし、アレルゲンを回避した市販食を推奨する。

ク質が特定された場合、速やかにアレルゲンを含まない市販の総合栄養食タイプの食事に変更することが推奨される（Halliwell et al. 2016）。

b．市販の除去食

　数社から除去食として使用できる療法食が製造販売されている。

　市販製品は、利便性が高く、栄養学的に完全でバランスが良いという点で魅力的である。新奇タンパク質源や加水分解タンパク質の起源タンパク質は、製品によって異なるため、製造元からの情報を入手し、確認する必要がある。

　発表されている市販療法食の臨床試験によると、食物有害反応が疑われる症例の2/3〜3/4に改善が認められている。

c．除去食試験−誘発試験の実施

　除去食試験を始める前に、ステロイド剤などの治療薬は中止する。皮膚疾患患者における除去食試験−誘発試験のプロトコールに関しては**表3-16-3**を参照されたい。

　消化管疾患における除去食試験は皮膚疾患症例の場合よりも、比較的短期間（2〜4週間）で症状の改善をみる。慢性経過の症例では、通常よりも長く寛解期間を設けた後に、誘発試験を実施する。

（3）治療

　ほとんどの食物有害反応において、有害な食物または成分を避けることが最も効果的な治療法である。

　ヒトでの経験から、厳密なアレルゲン回避食を給与すれば、ある期間の後に同じ食物アレルゲンに曝露されても、耐性を持つようになる犬猫もいることが示唆されている。

　自家製食と市販のフードの両者をうまく使用すれば、食物アレルギーの患者動物を長期間良好な状態に維持することができる。

　IBDの犬でも、食事を除去食などに変更すれば、炎症が軽減できる。一般的な獣医療法食の新奇タンパク質食は未分解のタンパク質を含み「新奇」という点で、初めは低アレルギー性を示す。

　IBD罹患犬では、粘膜バリア（関門）が穴だらけになってしまっていると考えられ、そのため、GALTに対するタンパク質の新奇性が持続

16　食物に対する有害反応

する期間は制限される可能性がある。

　緩解状態を持続させるためには、数種類の新奇タンパク質食のローテーションを組み、新たなアルゲンを作らせない工夫も提案されている（Davenport et al. 2011）。

【参考文献】

1) Cave NJ. 2006. 犬と猫のタンパク質加水分解食餌：トータルケアのための最新栄養学. *Saunders Veterinary clinics* 2(6) : 69-85.

2) Cave NJ, Guilford WG. 2004. A method for in vitro evaluation of protein hydrolysate for potential inclusion in veterinary diets. *Res Vet Sci* 77 : 231-238.

3) Chesney CJ. 2002. Food sensitivity in the dog : A quantitative study. *J Small Anim Pract* 43 : 203-207.

4) Davenport DJ, et al. 2011. Inflammatory bowel disease. In : Hand MS, Thatcher CD, Remillard P, eds. *Small animal clinical nutrition*, 5th ed. Topeka, KS : Mark Morris Institute, 1065-1076.

5) Guilford WG, Jones BR, Markwell PJ, et al. 2001. Food sensitivity in cats with chronic idiopathic intestinal problems. *J Vet Intern Med* 15 : 7-13.

6) Hall EJ, Batt RM. 1990. Development of wheat-sensitive enteropathy in Irish setters : Morphologic changes. *Am J Vet Res* 51 : 978-982.

7) Halliwell REW. 2016. 掻痒症への診断的アプローチ. 第8回世界獣医皮膚科学会議, *Proceedings of the continuing education program*, 4-11.

8) Hand MS, Thatcher CD, Remillard RL, Roudebush P. 2010. Small animal clinical nutrition, 5th ed., Topeka, KS : Mark Morris Institute.

9) Ishida R, Masuda K, Sakaguchi M, et al. 2003. Antigen-specific histamine release in dogs with food hypersensitivity. *J Vet Med Sci* 65 : 435-438.

10) Ishida R, Masuda K, Kurata K, et al. 2004. Lymphocyte blastogenic responses to inciting food allergens in dogs with food sensitivity. *J Vet Intern Med* 18 : 25-30.

11) Iyngkaren N, Abidin Z. 1981. Intolerance to food proteins. In : Lifshitz, ed. *Pediatric nutrition*, New York, NY : Dekker, 453.

12) Johnson LN, Linder DE, et al. 2016. Evaluation of owner experiences and adherence to home-cooked diet recipes for dogs. *J Small Anim Pract* 57(1) : 23-27.

13) Larsen JA, Parks EM, et al. 2012. Evaluation of recipes for home-prepared diets for dogs and cats with chronic kidney disease. *J Am Vet Med Assoc* 240(5) : 532-538.

14) Loeffler A, Lloyd DH, Bond R, et al. 2004. Dietary trials with a commercial chicken hydrolysate diet in 63 pruritic dogs. *Vet Rec* 154 : 519-522.

15) Loeffler A, Soares-Magalhaes R, Bond R, et al. 2006. A retrospective analysis of case series using home prepared and chicken hydrolysate diets in the diagnosis of adverse food reaction in 181 pururitic dogs. *Vet Dermatol* 17 : 273-279.

16) Mueller RS, Tsohalis J. 1998. Evaluation of serum allergen-specific IgE for the diagnosis of food adverse reactions in the dog. *Vet Dermatol* 9 : 167-171.

17) Olivry T, Bizikova P. 2010. A systematic review of the evidence of reduced allergenicity and clinical benefit of food hydrolysates in dogs with cutaneous adverse food reactions. *Vet Dermatol* 21 : 32-41.

18) Ricci R, Hammerberg B, Paps J, et al. 2010. A comparison of the clinical manifestations of feeding whole and hydrolyzed chicken to dogs with hypersensitivity to the native protein. *Vet Dermatol* 21 : 358-366.

19) Roudebush P, Cowell CS. 1992. Results of a hypoallergenic diet survey of veterinarians in North America with a nutritional evaluation of homemade diet prescriptions. *Vet Dermatol* 3 : 23-28.

20) Sampson HA. 1993. Adverse reactions to foods. In : Middleton E, Reed CE, Ellis EF, eds. *Allergy : principles and practice*. St Louis, MO : Mosby-Year Book Inc, 1661-1686.

21) Stockman J, Fascetti AJ, Kass PH, et al. 2013. Evaluation of recipes of home-prepared maintenance diets for dogs. *J Am Vet Med Assoc* 242(11) : 1500-1505.

練習問題

問題34 理想的な除去食について、不適切な記述は次のうちどれか。

① 除去食はアミノ酸バランスを考慮し、3種類の新奇タンパク質源を含む必要がある。

② 加水分解タンパク質食も新奇タンパク質食の一種の除去食として使用が可能である。

③ これまで患者が摂取したことのないタンパク質源を新奇タンパク質と呼称する。

④ 完全タンパク質の新奇タンパク質は長期給与により、新たな抗原になるリスクがある。

⑤ 植物性タンパク質もアレルゲンとなる恐れがあるため、植物性食材にも注意を払う。

(解答はP.156参照)

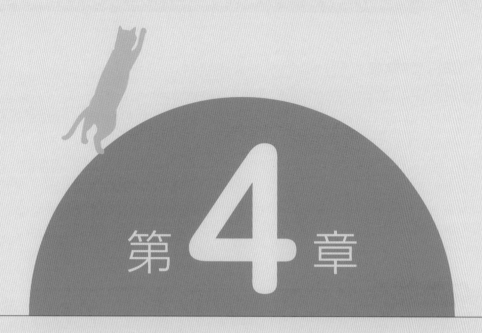

第4章

ペットフード

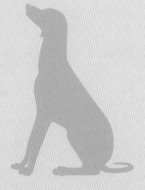

1 犬猫用のフードの種類と療法食の位置付け

要約・重要事項

市場には多種多様なペットフードが存在するが、その特性から便宜的にグループ分けする場合、水分含量、製品形状、製造方法、容器包装、利用目的などの観点で分類できる。

公正競争規約の中で、ペットフードは、その利用目的から、「総合栄養食」、「間食」、「療法食」、「その他の目的食」の4種類に分類される。その一種である療法食は公正競争規約や薬事表現のガイドラインの改訂が進み、その定義や位置付けが整備されてきた。

栄養基準は、主食タイプの総合栄養食にのみに存在していたが、療法食でも欧州の基準を参考に、特定の疾病または健康状態において重要となる栄養特性のリストが作成された。

Keyword

- □ ドライ
- □ ソフトドライ
- □ セミモイスト
- □ ウエット
- □ 公正競争規約
- □ 総合栄養食
- □ 間食
- □ 療法食
- □ その他の目的食
- □ 米国飼料検査官協会（AAFCO）
- □ 米国食品医薬品局（FDA）
- □ 薬事表現
- □ 療法食基準

1 ペットフードの種類

市場には多種多様なペットフードが存在するが、その製品特性に着目し、水分含量、製品形状、製造方法、容器包装、利用目的などの観点から分類することができる（藤井 2013）。ここでは代表的な2つの分類方法について紹介する。

（1）水分含量・製品形状による分類

ペットフード中の水分含量により「乾燥」、「中間水分」、「湿潤」の3種類に区分し、それぞれ代表的な製品の形状および特徴を**表4-1-1**に示す（藤井 2013）。

表4-1-1　ペットフード中の水分含量による分類

区分	代表的な製品の形状と特徴
乾燥	水分含量は概ね10%以下。 発泡粒状製品（いわゆるドライフード）のほか、ビスケット、粉ミルクなど。 プラスチックや紙製の袋等に包装されて流通。
中間水分	水分含量が10～40%程度。 発泡粒状のソフトドライ（半生）、非発泡粒状のセミモイスト、ジャーキーなどの練り加工品、肉・野菜などの素材乾燥品など。しっとりした食感の保持と水分活性※の調整のため保湿剤を使用。 流通過程での品質保持のため脱酸素材を同封し、プラスチック袋等に包装。
湿潤	水分含量は概ね40%以上（缶詰などのウエットタイプは概ね75%以上）。 製品を缶、アルミトレイ、パウチ、カップなどの容器に充填・密封した後、加熱殺菌される。

※水分活性：食品中で微生物が利用可能な自由水の割合を示す指標で、水分活性が低いと微生物が繁殖しにくくなる。

表4-1-2　利用目的による分類

分類		定義	表示例
①	総合栄養食	毎日の主要な食事として給与することを目的とし、当該ペットフードおよび水のみで指定された成長段階における健康を維持できるように栄養的にバランスのとれたもの	総合栄養食
②	間食	おやつ、スナック、ご褒美、またはコミュニケーションの手段として、時を選ばず給与することを目的としたもの	間食、おやつ、スナックなど
③	療法食	栄養成分の量や比率が調整され、特定の疾病または健康状態にあるペットの栄養学的サポートを目的に、獣医師の指導のもとで食事管理に使用されることを意図したもの	療法食、特別療法食、食事療法食、食餌療法食
④	その他の目的食	特定の栄養成分等の調整・補給または嗜好性増進として与えることなどを目的としたもので、総合栄養食、間食および療法食以外のもの	一般食（おかずタイプ）、一般食（総合栄養食と一緒に与えてください）、栄養補完食、カロリー補給食、副食、サプリメントなど

表4-1-3　細かい年齢区分の例

区分	超小型〜中型犬ならびに猫	大型〜超大型犬
哺乳期	〜生後4週	
離乳期	〜生後8週	
成長期	〜1歳（超小型犬は約10ヵ月）	〜1.5歳（大型犬は約1歳）
維持期（成犬・成猫）	〜約7歳	〜約5歳
高齢期	約7〜11歳（または13歳）	約5歳〜
老齢期	11歳（または13歳）〜	

（2）利用目的による分類

　不当景品類及び不当表示防止法に基づく「ペットフードの表示に関する公正競争規約・施行規則（以下「公正競争規約」と略す）」（ペットフード公正取引協議会 2015a）には、ペットフードに必要な表示事項がまとめられている。

　公正競争規約の中で、ペットフードは、その利用目的から、**表4-1-2**のように4種類に分類される。

　総合栄養食や療法食は、主食として利用される。おやつやご褒美として利用される間食には、ジャーキー、乾燥肉、煮干し、クッキー・ビスケット、ヒト用の菓子状製品（ケーキ、ボーロ、ゼリー、アイスクリームなど）のほか、デンタルケア用のガムなども、この区分に含まれる。

　その他の目的食には、おかずタイプの缶詰、味付け用のふりかけ、サプリメントなどがある。

2　総合栄養食

　総合栄養食は、健康な犬猫を対象とした主食タイプのペットフードで、米国飼料検査官協会（AAFCO）の基準を採用している。

　総合栄養食のライフステージには「妊娠・授乳期」、「幼犬・幼猫期」、「成犬・成猫期」、「全成長段階」の4つの区分がある。

　なお、総合栄養食であることの証明は「分析試験」または「給与試験」のいずれかの方法により評価する（ペットフード公正取引協議会 2015a）。

　近年、飼い主（消費者）の関心に応えるよう市場では、総合栄養食の細分化・多様化が進んでいる。高齢期をはじめとする細かい年齢区分（**表4-1-3**）、特定の健康機能への対応を訴求した製品（**表4-1-4**）のほか、「チワワ用」、「トイ・プードル用」のように特定の品種（純血種）の

1　犬猫用のフードの種類と療法食の位置付け

表4-1-4　健康機能への対応例

- 下部尿路の健康（猫）
- 食欲、食の細いペットに配慮
- 歯垢・歯石、口臭に配慮
- 皮膚の健康・被毛の光沢に配慮
- 毛玉（猫）形成に配慮
- 目の健康に配慮
- 体重コントロール
- 低アレルギー性
- 消化、胃腸の健康に配慮
- 糞尿の臭い
- 自然な免疫力・抵抗力
- 関節・運動、筋肉・骨格の健康
- ストレスに配慮

遺伝的・体型的な特徴に由来する健康ニーズに応えることを訴求した製品も販売されている。なお、現時点では、これらの区分に対する公的な基準整備は進んでいない。

3　療法食の位置付け

公正競争規約の療法食の定義（ペットフード公正取引協議会2015a）から、製品に求められる要件を整理すると次のようになる。

- 栄養成分の量や比率が調整されている
- 特定の疾病または健康状態にあるペットの栄養学的サポートを目的とする
- 獣医師の指導のもとで食事管理に使用される

加えて、薬事表現に関するガイドラインの中で、療法食の範囲は、犬または猫用であって「主食」と「主食以外」とされている。

この場合の「主食以外」とは、主食と同じ目的で、おやつ、ご褒美、コミュニケーションの手段として給与されるフードのことで、これには飲料水、肉・野菜乾燥品、味付け用製品、サプリメントなどは含まれない（農林水産省 2013, 2014, ペットフード公正取引協議会 2014, 2015b）。

特定の疾病または健康状態において重要となる栄養特性は、療法食基準にまとめられている（表4-1-5参照）。

このリストは欧州の法規制を参考に、ペット栄養学会の監修協力のもと獣医療法食評価センター（2016）が作成したものである。現在では、市販療法食の信頼性確保を目的に、療法食基準への適合状況を第三者評価する制度も運用されている。

なお、参考までに、諸外国における療法食を取り巻く状況を、表4-1-6に示す。

表4-1-6　諸外国における療法食を取り巻く状況

米国	以前より、事業者の自主的な取組みに委ねられていたが、2016年に米国食品医薬品局（FDA）は療法食の適正使用の確保に向け、市場への注意喚起を意図した指針を発表した（FDA 2016）。その要点は、①獣医師の指導に基づく購入・使用の徹底、②製品表示に医薬的な表現を含まないこと、③獣医療にかかわる製品関連情報は獣医療の専門家のみに提供されること。
欧州	1994年に法律が制定され（European Commission 1994）、特定の栄養目的に対し、対象動物、栄養特性、表示、使用上の注意等をまとめたリスト※が作成された。法律は2008年に改訂され（European Commission 2008）、その後も、新しい用途の追加や数値基準の導入などが進められている（European Commission 2010, 2014a, 2014b）。
オーストラリア	2005年にオーストラリア農薬・動物医薬品局（APVMA）は、療法食（治療用に特別に配合または使用されるもの、製品ラベルに治療等に関する表示のあるもの）は、事前登録が必要とする制度を導入した（APVMA 2005）。

※リストは、特定の栄養目的（Particular Nutrition Purposes）を略して、PARNUTsと呼ばれている。

表4-1-5　栄養特性に関する基準が定められた療法食リスト

食事療法が適応となる特定の疾病または健康状態		対象動物		重要な栄養特性
		犬	猫	
慢性腎機能低下		○	○	A．リンとタンパク質を制限、高品質なタンパク質を使用 B．窒素含有成分の吸収を低減 〔少なくともAまたはBのいずれかを満たすこと〕
下部尿路疾患（尿石症）	ストルバイト結石（溶解時）	○		尿を酸性化する特性、マグネシウムとタンパク質を制限、高品質なタンパク質を使用
			○	尿を酸性化する特性、マグネシウムを制限
	ストルバイト結石（再発防止時）	○		尿を酸性化する特性、マグネシウムを中程度に制限
	尿酸塩結石	○	○	プリン体とタンパク質を制限、高品質なタンパク質を使用
	シュウ酸塩結石	○	○	カルシウムとビタミンDを制限、尿をアルカリ化する特性
	シスチン結石	○	○	タンパク質を制限、含硫アミノ酸を中程度に制限、尿をアルカリ化する特性
食物アレルギーまたは食物不耐症		○	○	A．アレルギーまたは食物不耐症の原因として認識されにくい厳選した原材料を使用（加水分解タンパク質、新奇タンパク質、精製したアミノ酸類、等） B．アレルギーまたは食物不耐症の原因となる特定の原材料の不使用および製造管理による混入防止 〔少なくともAまたはBのいずれかを満たすこと〕
消化器疾患	急性腸吸収障害	○	○	電解質を増強、高消化性の原材料を使用
	繊維反応性	○	○	食物繊維を増強
	消化不良	○	○	高消化性の原材料を使用、脂肪を制限
慢性心機能低下		○	○	ナトリウムを制限
糖尿病		○	○	急速にグルコースを遊離する炭水化物を制限
慢性肝機能低下		○		高品質なタンパク質を使用、タンパク質を中程度に制限、必須脂肪酸を増強、高消化性の炭水化物を増強、銅を制限
			○	高品質なタンパク質を使用、タンパク質を中程度に制限、必須脂肪酸を増強、銅を制限
高脂血症		○	○	脂肪を制限、必須脂肪酸を増強
甲状腺機能亢進症			○	ヨウ素を制限
肥満		○	○	低エネルギー密度
栄養回復		○	○	高エネルギー密度、高濃度の必須栄養成分を含有、高消化性の原材料を使用
皮膚疾患		○	○	必須脂肪酸を増強
関節疾患		○		オメガ3脂肪酸とEPAを増強、適量のビタミンEを含有
			○	オメガ3脂肪酸、DHA、メチオニン、マンガンを増強、適量のビタミンEを含有
口腔疾患		○	○	噛むことで歯の表面に付着した歯垢を擦りとる食物繊維の層状構造を有する粒特性、カルシウムを制限

第4章　ペットフード

1 犬猫用のフードの種類と療法食の位置付け

【参考文献】

1) AAFCO. Official Publications.
2) APVMA. 2005. Guidelines for Therapeutic Pet Foods that Require Registration by the APVMA as Veterinary Chemical Products.
3) European Commission. 1994. Commission Directive 94/39/EC.
4) European Commission. 2008. Commission Directive 2008/38/EC.
5) European Commission. 2010. Commission Regulation (EU) No 1070/2010.
6) European Commission. 2014a. Commission Regulation (EU) No 5/2014.
7) European Commission. 2014b. Commission Regulation (EU) No 1123/2014.
8) FDA. 2016 Compliance Policy Guide. 2016. Sec. 690.150 Labeling and Marketing of Dog and Cat Food Diets Intended to Diagnose, Cure, Mitigate, Treat, or Prevent Diseases.
9) 獣医療法食評価センター. 2016. 療法食ガイドライン.
10) 農林水産省消費安全局長. 2014. 動物用医薬品等の範囲に関する基準（26消安第4121号）.
11) 農林水産省消費安全局畜水産安全管理課長. 2013. ペットフード等における医薬品的な表示について（25消安第2679号）.
12) 藤井立哉. 2013. 第2章ペットフードの分類, ペットフード・ペット用医薬品の最新動向, 有原圭三監修, p9-18. シーエムシー出版.
13) ペットフード公正取引協議会. 2014. ペットフード等の薬事に関する適切な表記の事例集.
14) ペットフード公正取引協議会. 2015a. ペットフードの表示に関する公正競争規約・施行規則.
15) ペットフード公正取引協議会. 2015b. ペットフード等の薬事に関する適切な表記のガイドライン.

練習問題

問題35 次の文章は、療法食の定義に関するものである。

（ Ａ ）（ Ｂ ）（ Ｃ ）内にあてはまる語句の組合せとして、最も適切なものはどれか。

療法食とは、（ Ａ ）の量や比率が調整され、特定の（ Ｂ ）または健康状態にあるペットの栄養学的サポートを目的に、（ Ｃ ）の指導のもとで食事管理に使用されることを意図したもの

	（ Ａ ）	（ Ｂ ）	（ Ｃ ）
①	栄養成分	年齢	獣医師
②	アミノ酸	年齢	獣医師
③	ミネラル	疾病	農林水産省
④	ビタミン	品種	農林水産省
⑤	栄養成分	疾病	獣医師

問題36 ペットフードの利用目的により分類した場合、健康な犬猫の毎日の主要な食事として給与する目的のフードについて、①〜⑤の中で、正しいものはどれか。

① 総合栄養食
② 完全栄養食
③ 間食
④ 主食
⑤ カロリー補給食

（解答はP.156参照）

2 ペットフードのラベル表示とその解釈

要約・重要事項

ペットフードが充填されて流通する包装容器（パッケージ）上に記載される情報（ラベル）は単なる宣伝であったり、人目を引いたりするための飾り（販売促進のための情報）ではない。

法律やルールに則った情報であり、さらに重要な取扱説明書の一面をも有し、個々の動物にとって最適な製品を選択するための判断材料となるものである（**表4-2-1**）。

Keyword

□ペットフード安全法 　□公正競争規約 　□ラベル 　□原材料 　□賞味期限
□事業者 　□内容量 　□給与方法 　□米国学術研究会議（NRC）
□米国飼料検査官協会（AAFCO） 　□ペットフード公正取引協議会 　□総合栄養食
□成長段階 　□間食 　□その他の目的食

1 パッケージは重要な情報源

ペットフードの包装容器（パッケージ）上に記載されている情報（ラベル）から重要な情報を得ることができる（表4-2-1）。

その情報を活用して、様々なペットフードの違いを十分に正しく認識し、比較することが可能となり、個々の動物に最適なフードを選択することができる。

日本国内で市販されるペットフードの表示は「愛がん動物用飼料の安全性の確保に関する法律（ペットフード安全法）」や「ペットフードの表示に関する公正競争規約（公正競争規約）」により定められている。

(1) ペットフード安全法による規制

ペットフード安全法は、2009年（平成21年）6月1日に施行された。

この法律の目的は、製品の安全性の確保とトレーサビリティ（生産・流通過程の履歴が明らかにされ、消費者が確認できる状態）の確保であり、そのために原材料や製造方法、表示方法に関する基準や規格が設定されている。

表4-2-1　パッケージ記載情報が持つ3つの役割

①	法律や規約・規則に基づく文書の役割	●監督機関に製品のラベルが適正な情報を消費者に伝えているか否かの判断用情報となる
		●製品の栄養組成、使用添加物などを表示する
②	適正な給与のための（取扱説明的）情報の提供	●製品とその製品の使用方法についての情報を提供
③	販売の促進	●製品の付加価値説明や、嗜好性、他製品との差別化を図る宣伝の役割を果たす

145

ペットフード安全法において、「愛がん動物用飼料（ペットフード）」とは、愛がん動物（犬および猫が対象）の栄養に供することを目的として使用される物と定められている。

本法律では、犬と猫用のフードのみ（サプリメント、生肉、ミネラルウオーターなども含む）を対象としており、医薬品や、マタタビ、猫草、おもちゃなどは規制の対象外となっている。

なお、小鳥やウサギなどのフードに関しては流通販売規模が小さいことや、栄養要求に関する科学的な情報が不十分なため、法的な整備が行われていない。

(2) 公正競争規約による規制

事実と異なるか、もしくは、誇大な広告により消費者が不利益を被らないように、また消費者の自主的・合理的な商品選択に役立つよう、各業界がいろいろな商品について、それぞれの実態に合った自主ルールを決め、消費者庁がこのルールを「公正競争規約」として認定している。

ペットフード業界では、ペットフード公正取引協議会が作成した「ペットフードの表示に関する公正競争規約」が1974年（昭和49年）から運用されており、消費者の要望やペットフードの多様化に合わせ、適宜改訂されている（コラム「ペットフード公正取引協議会」）。

この規約では、ペットフード安全法で定める表示基準よりも多くの項目を表示することや原材料を使用量の多い順に記載することなどを定めている。主要な添加物については名称だけでなく、使用目的も記載することは安全法でも定められており、この規約でも言及されている。

2 ペットフード安全法および公正競争規約に基づく記載事項

ペットフード安全法では市販ペットフードには、**表4-2-2**の①～⑤に掲げる事項を表示しなければならないと定めている（義務表示、**図4-2-1**）。

これらの情報は、消費者にとってわかりやすく、誤解なく伝わるように表示されていなければならない。加えて「ペットフードの表示に関する公正競争規約」では、**表4-2-2**の⑥～⑨を表示することを指示している。

(1)「ペットフード安全法」に基づく記載事項

① ペットフードの名称

ペットフードの名称（商品名）の中で、犬用かまたは猫用かが明確でない場合には、商品名とは別に、犬用または猫用の別がわかるように表示しなければならない。

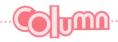

ペットフード公正取引協議会

ペットフード公正取引協議会は会員会社（事業者）からなる任意の団体ではあるが、この団体が制定した公正取引規約によってペットフードの表示内容が規定されている。

公正取引規約は消費者庁・公正取引委員会にて認定され官報告示されているため、事実上、国内で流通するペットフードすべてに適用される。なお、同協議会は、日本のペットフードにおける「総合栄養食」の基準を1997年版の米国飼料検査官協会（AAFCO）の栄養基準および給与試験による証明に準拠するとしている（コラム「NRCとAAFCO」参照）。

表4-2-2　ペットフード安全法および公正競争規約に基づく記載事項

①	ペットフードの名称	安全確保の情報（安全法）
②	原材料名	
③	賞味期限	
④	原産国名	
⑤	製造業者、輸入業者または販売業者の名前または名称および住所	
⑥	ペットフードの目的（総合栄養食、間食、療法食、その他の目的食の別）	適切な製品を選ぶための情報（規約）
⑦	内容量	
⑧	給与方法	
⑨	成分［(粗)たんぱく質、脂質（粗脂肪）、粗繊維、(粗)灰分、水分の重量比％］	

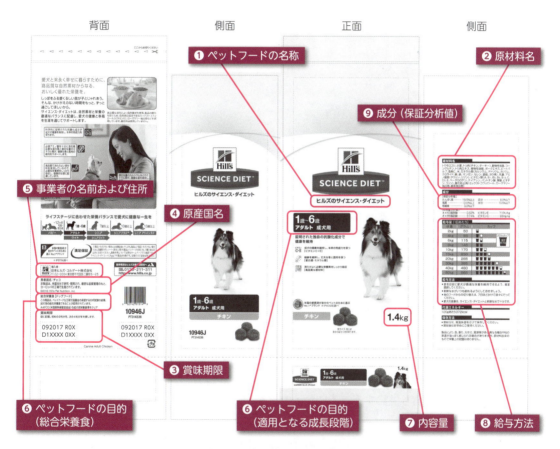

図4-2-1　パッケージの記載事項（義務表示）の1例
［日本ヒルズ・コルゲート株式会社］

② 原材料名

ペットフード製造に使用されているすべての原材料（添加物を含む）を表示しなければならない。

さらに、公正競争規約では、それぞれ使用量の多い順に記載することを定めている。

添加物以外の原材料は「小麦、トウモロコシ、鶏肉」のような個別名、または「穀類、肉類」のような分類名によって表示する。

また、添加物をある目的で使用する場合は、その用途名も明確に併記しなければならない（コラム「原材料と添加物」参照）。

③ 賞味期限

賞味期限とは未開封の製品を定められた方法により保存した場合において、期待されるすべての品質の保持が十分に可能であると認められる期限を示す期間（年月）を指す。

消費者の誤解がないようアラビア数字でわかりやすく記載されなければならない。

包装のいずれかの部分に、製造ロット番号とともに打刻印字されている場合がある。賞味期限の印字場所や読み方はラベルに表記されている。

④ 原産国名

原産国とは、最終加工工程を完了した国のことで、「実質的な変更をもたらす行為が最終的に行われた国」を指す。

最終加工工程の具体的な例としては、ドライやソフトドライフードであれば押し出し成型工程（エクストルーダー）、ウエットフードではレトルト殺菌工程などが該当する。

なお、包装・詰め合わせなどは、最終加工工程に含まれない。日本製であっても必ずその旨を表示する。

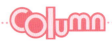

原材料と添加物

Ⅰ．原材料

原材料とは、ペットフードを生産する際に用いる未加工または加工済みの農・畜・水産物をはじめとし、ビタミン類、ミネラル類、アミノ酸類などの栄養素の供給源ならびにその他の添加物を示す（大野2007）。

Ⅱ．添加物

添加物は栄養補給、品質の保持、フードの製造や加工のため、風味や外観をよくするなどの目的で用いられる。

なお、ペットフード安全法では添加物を甘味料、着色料、保存料、増粘安定剤、酸化防止剤および発色剤の目的で使用する場合は、何のために使われているのかがわかるように、その用途名も併記することになっている。

- **甘味料**：フードに甘味を与えるために添加する物質
- **着色料、発色剤**：フードに特定の色をつけたり、製品の変色を防いだりするために添加する物質
- **保存料**：カビや細菌などの発育を抑えて、フードの保存性をよくし、食中毒を防ぐためフードに添加する物質
- **増粘安定剤**：滑らかな感じや、粘り気を与え、分離を防止し、安定性を向上させるために添加する物質
- **酸化防止剤**：油脂などの酸化を防ぎ、保存性をよくするために添加する物質

表4-2-3　ペットフードの目的と基準

分類	目的・基準
総合栄養食	毎日の主要な食事として給与することを目的とし、当該ペットフードおよび水のみで指定された成長段階※における健康を維持できるように栄養的にバランスのとれたものである。 総合栄養食と表記するためには、最終製品について、分析試験の結果が公正競争規約により定められた栄養基準に合致すること、もしくは公正競争規約により定められている方法に基づく給与試験の結果がそれぞれの評価基準に合致していなければならない。
間食	おやつ、スナック、またはご褒美として時を選ばず、限られた量を与えられることが意図されているペットフード。
療法食	栄養成分の量や比率は調整され、特定の疾病または健康状態にあるペットの栄養学的サポートを目的に、獣医師の指導のもとで食事管理に使用されることを意図したもの。
その他の目的食	特定の栄養成分等の調整・補給または嗜好性増進として与えることなどを目的としたもので、総合栄養食、間食および療法食以外のもの。

※　総合栄養食を表記するペットフードの場合、適用とする成長段階を併記する。
1.「妊娠期／授乳期」
2.「幼犬期・幼猫期／成長期 または、グロース」
3.「成犬期・成猫期／維持期 または、メンテナンス」
このほか、これら3段階のすべてを満たすものとしては「全成長段階またはオールステージ」とすることができる。

⑤　製造業者、輸入業者または販売業者の氏名または名称および住所

表示内容に責任を持つ「製造業者」、「輸入業者」、「販売業者」、「製造者」、「輸入者」または「販売者」のいずれかの種別を記載したうえで、その氏名または名称および住所を記載しなければならない。

（2）「ペットフードの表示に関する公正競争規約」に基づく記載事項

公正競争規約では「ペットフード安全法」に定められた5項目に加えて、ペットフードの目的、内容量、給与方法、成分の4項目を表示することを定めている。

⑥　ペットフードの目的

ペットフードの目的は、**表4-2-3**にあるように、基準に従って「総合栄養食」、「間食」、「療法食」、「その他の目的食」のいずれかに分類し、表示する（P.141参照）。

⑦　内容量

内容量の表示は、グラム、キログラム、またはミリリットル、リットルの単位で、単位を明記して、正味量で記載する。

ただし、間食については、「何個」、「何本」等として記載することができる。

⑧　給与方法

1日に与える量や回数などを表示する。

表示内容は、フードの用途によって異なる（**表4-2-4**）。なお、与える回数や量はあくまでも「目安」なので、体重や年齢を考慮し、季節や体調などによって、与える量や回数を調節する必要がある。

⑨　成分

ペットフードに含まれている主要な栄養素や水分の量の上限と下限を重量百分比（％：パーセント）で表示する（コラム「栄養素に関する記載事項」参照）。

表4-2-4　給与方法の記載

分類	給与方法の記載
総合栄養食	どの成長段階に対してどのくらいの量を1日に何回与えるかを表示する。そのため、適用される成長段階、体重、給与量の目安、および給与回数などを記載する。
間食	必要とされる栄養、栄養バランスに支障を与えないための給与回数および給与限度量などを記載する。1日あたりエネルギー量の20％以内に抑制することを目安としている。
療法食	治療を補助する目的で、どのくらいの量を1日に何回与えるかを表示する。そのため、体重と給与量の目安、および1日あたりの給与回数などを表示する。「獣医師の指導のもとに給与」する旨の記載が必要。
その他の目的食	1日に必要な栄養またはエネルギーを満たすために、同時に与える主食となるべきペットフードまたは食材の名称、給与方法や給与量などを記載する。栄養補給や嗜好性増進の目的で与えられるものであるため、総合栄養食と混同されないように表現する。

3　市販のペットフードのパッケージ

パッケージには、前記の「義務表示」以外に販売促進のための情報も記載されている（図4-2-2）。

その内容は、消費者にとってわかりやすく、誤解を招かないものである必要がある。

そのため、「不当景品類および不当表示防止法（景品表示法）」や、「公正競争規約」などにより定められたルールに沿って表示されなければならない（表4-2-5参照）。

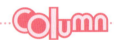

栄養素に関する記載事項

最終製品の栄養素の分析をすることによって、ペットフードのラベルに記載すべき、各栄養素の混合割合（％値）が得られる。製品の付加価値を示すために、これ以外の成分も併せて記載されることがある。

成分の表示は重量百分比とし、次のとおり記載される。なお、「たんぱく質」は「粗たんぱく質」、「脂質」は「粗脂肪」、「灰分」は「粗灰分」とそれぞれ記載できる。

- たんぱく質（粗たんぱく質）……………　％以上
- 脂質（粗脂肪）……………………………　％以上
- 粗繊維※……………………………………　％以下
- 灰分（粗灰分）……………………………　％以下
- 水分　………………………………………　％以下

なお、炭水化物は可溶性無窒素抽出物（NFE）とも表示されるが、一般的に炭水化物の分析値は記載されていない場合が多い。炭水化物は定量分析ではなく、計算（下記）で間接的に求められる。

NFE＝100％－（たんぱく質％＋脂質％＋粗繊維％＋灰分％＋水分％）

※　粗繊維の分析値％は食物繊維の割合を正確に反映したものではなく、とりわけ、フード中の可溶性繊維含量を包含していない。

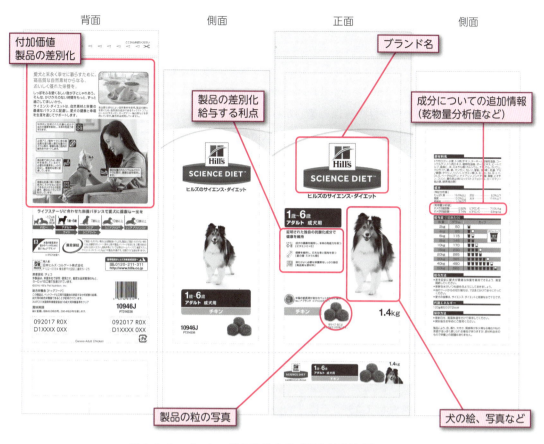

図4-2-2　パッケージの記載事項（販売促進情報）の1例
[日本ヒルズ・コルゲート株式会社]

表4-2-5　パッケージ記載情報の2つの要素

①	義務表示	●法律やルールによって定められている記載事項
②	販売促進のための情報 （その他の主要な表示）	●ブランド名
		●絵や写真：犬または猫の絵、写真、シルエットまたはアイコン
		●メリットの記載：フードの付加的な価値に関する説明は包装の裏面が利用されることが多い。

【参考文献】

1) 大野和彦. 2007. 第5章ペットフードの表示について. ペットフード・ペットビジネスの動向. 本好茂一, 大木富雄監修. 128-140. シーエムシー出版.

2) 大野和彦. 2013. 第21章ペットフードに関わる諸法令とペットフードの表示. ペットフード・ペット用医薬品の最新動向. 有原圭三監修. 191-202. シーエムシー出版.

3) 農林水産省消費安全局長. 2008. 動物用医薬品等の範囲に関する基準（19消安第14721号）.

4) 藤井立哉. 2013. 第2章ペットフードの分類、ペットフード・ペット用医薬品の最新動向. 有原圭三監修. 9-18. シーエムシー出版.

5) ペットフード公正取引協議会. 1999. ペットフードの表示に関する公正競争規約・施行規則 解説書.

6) ペットフード公正取引協議会. 2007. ペットフードの表示に関する公正競争規約・施行規則.

7) 第3章ラベルを読み解こう. 日本ヒルズ・コルゲート株式会社. 動物看護師のための小動物臨床栄養学. 4-9.

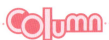

NRC と AAFCO

　米国学術研究会議（The National Research Council；NRC）は、牛、豚ならびに家禽などの家畜用の飼料の安全性の確保の目的からスタートし、家畜飼料だけでなく、愛玩動物用フードの品質の改善や栄養要求と量についての研究結果をまとめて「栄養基準」を発表する役割を果たしている。

　犬猫用ペットフードの「総合栄養食」の定義を行い、1974年に「犬の栄養基準」を、1978年に「猫の栄養基準」を、それぞれ世界で初めて発表した。その後も、研究は大学やペットフードのメーカーで継続的に実施されており、2006年に「犬と猫の栄養要求量に関する発表」を行った。しかし、内容が高度に学術的であったため、ペットフードメーカーの製品開発ならびに製造現場の実情に合わせた解釈が求められた。

　米国ではペットフードは連邦政府と州政府によって規制されているが、基準のより良い運用の目的で両政府からの代表からなる組織として米国飼料検査官協会（Association of American Feed Control Officials；AAFCO）が創設された。同協会は栄養関連の情報が消費者に誤解のないように伝わるよう規約を作成し、ペットフードのラベル表示や栄養基準についても規定している。

　NRCの栄養基準を受けて1990年に「犬の栄養専門家小委員会」を、翌年に「猫の栄養専門家小委員会」を発足させ、より実践的な犬と猫の栄養基準を設定した。AAFCOの栄養基準は常に改善され、世界の多数の国々においてペットフードメーカーの製品開発や栄養組成作成における指針となっている。

練習問題

問題37　総合栄養食の記述として、正しい記述はどれか。

① NRCの設定した犬または猫の栄養条件に照らし合わせて、合致していれば総合栄養食と表示できる。
② AFFCO合格という文言とともに総合栄養食と表示することが推奨されている。
③ 総合栄養食の栄養基準が高齢期の犬のそれに合致していれば、高齢期の犬用の総合栄養食と表示できる。
④ 公正競争規約の栄養基準もしくは、給与試験方法の結果が評価基準に合致していれば総合栄養食と表示できる。
⑤ 日本ではAAFCOの規定する給与試験方法による結果が評価基準に合致している場合のみ総合栄養食と表示できる。

（解答はP.156参照）

練習問題の解答・解説

第1章 臨床栄養学の基礎

● P.6

問題1 正解 ①

スクロース以外は、単糖類である。

問題2 正解 ④

デンプン以外は、ヘテロ多糖類である。

● P.12

問題3 正解 ④

アラキドン酸以外は、飽和脂肪酸である。

問題4 正解 ①

セレブロシドは、脳神経細胞に多く分布する。他は血液をはじめ全身の組織に広く分布する。

● P.17

問題5 正解 ②

アラニンは、必須アミノ酸ではない。

問題6 正解 ⑤

①・② セロトニン、メラトニンは、トリプトファンから産生される。
③ カルニチンは、リジンから産生される。
④ コリンは、セリンから産生される。

● P.20

問題7 正解 ②

②以外は、脂溶性ビタミンである。

問題8 正解 ④

① ナイアシンは、酸化還元酵素の補酵素として作用する。
② 葉酸は、テトラヒドロ葉酸の形で炭素転移反応に関する酵素の補酵素として作用する。
③ ピリドキサールリン酸は、アミノ基転移酵素の補酵素として作用する。
⑤ パントテン酸は、補酵素Aの構成要素として

生体内ではCoAとして作用する。

● P.22

問題9 正解 ③

③銅以外は、主要元素である。

問題10 正解 ②

鉄は、ヘモグロビンの成分として血中で酸素の運搬をしている。

● P.24

問題11 正解 ④

65%のうちの、2/3は細胞内に存在する。

● P.28

問題12 正解 ④

炭水化物、タンパク質の動物の代謝エネルギーは、3.5kcal/gである。

第2章 ライフステージ栄養

● P.38

問題13 正解 ④

① 筋肉量の低下の恐れから、タンパク質制限が推奨される疾病においても最大許容量を与える。
② 妊娠同化作用の低い犬で、給餌量を増やす必要がある。
③ 自然哺乳であっても、人工哺乳であっても、一般的に3〜4週齢ころから離乳食を与え始める。
⑤ 成長期の自由採食法は、肥満や急激な成長を促進するので避ける。

● P.45

問題14 正解 ⑤

セリンは、非必須アミノ酸であり、猫は非必須アミノ酸から糖を新生してグルコース要求量を満たす。

153

練習問題の解答・解説

●P.48

問題15 正解 118kcal（クライバー式）

$70 \times (2 \text{kg})^{0.75} = 118$

問題16 正解 236kcal

問題1の答えの118kcal（RER）に4ヵ月齢〜成犬の係数（2）をかける。

$2 \times 118 = 236 \text{kcal}$

第3章 疾病と栄養

●P.54

問題17 正解 ④

子犬や子猫の下痢の場合は、高栄養の食事で食事量を減らすことを選択する方が多い。

問題18 正解 ①

肝酵素の上昇以外に特に症状がない場合は、肝細胞を再生させるために、タンパク質を十分に含み、肝臓へのダメージを減らすために、亜鉛や抗酸化成分、EPA／DHAなどを増量した食事や、低脂肪食を与えることで肝酵素の数値が落ち着くケースもある。

●P.61

問題19 正解 ②

① 気分の悪いときに強制給餌すると、その食事に対する食物嫌悪を発達させるため、勧められない。
③ 早期の経腸栄養は消化管の退行性変化を回避し、同化が必要になったときに効率よく栄養供給が可能となる。
④ ヒト用の流動食中には、猫が必要とするタンパク質レベルならびに必須アミノ酸のアルギニン、タウリンが不足する。
⑤ 食事の再開は段階的に数日かけてDERに達するように計画する。

●P.65

問題20 正解 ③

① 犬でも発症し、特に犬では完治が困難である。

●P.71

問題21 正解 ④

① 腎保護作用があるのは、ω-3多価不飽和脂肪酸である。
② AKIの症例では、タンパク質栄養不良による罹患率・死亡率の上昇が危惧されるため、適度なタンパク質量を与える。
③ BUN値は、ステージングに含まれない。
⑤ ナトリウム制限の高血圧に対する効果は、犬猫では認められていない。

●P.77

問題22 正解 ④

ストルバイト結石は、アルカリ性環境下で結晶化、結石へと成長し、弱酸性の環境下では溶解するので、食事療法などの内科的介入が有効。

シュウ酸カルシウムの結晶化には、尿中のシュウ酸とカルシウム濃度の影響が大きく、尿pHそのものはあまり影響しない。

また、細菌感染が原因となるストルバイト結石は、犬で多くみられる。

問題23 正解 ③

水分摂取量が増えても、消化性の悪い食事などの摂取により糞便量が増えてしまうと、必ずしも期待した量まで尿量が増えないことがある。

●P.80

問題24 正解 ③

① 猫の下部尿路疾患のうちで最も大きな割合を占めるのは、特発性膀胱炎である。
② 一般的ではないが、雄猫では尿道栓子のリスクがあり、尿を酸性にするフードが推奨される。

④ 猫では、尿路感染は非常にまれである。

⑤ 折り合いが悪い同居猫との生活がストレスとなって、特発性膀胱炎を発症する場合がある。

●P.86

問題25 正解 343 kcal／日

理想体重のRERに減量のための係数（1.0）を乗ずる。

$1.0 \times 70(8.3\text{kg})^{0.75}$

●P.91

問題26 正解 ③

犬でよくみられるインスリン依存性糖尿病は、インスリンの絶対的不足を引き起すため、インスリン投与が必要不可欠である。

給餌は、定時定量給餌法を用い、食後のインスリン投与を施すことで血糖値の時間・日々の変動を抑える。また、肥満は脂肪毒性に伴う慢性炎症やインスリン抵抗性から糖尿病を誘発する要因と考えられている。

●P.95

問題27 正解 ④

罹患猫は、一般に高齢猫であり、食欲があるにもかかわらず、体重は減少する。

甲状腺の腫大が触知できる場合もあれば、そうでない場合があるため、血液中T₄値を調べ、慎重に確定診断することが重要である。しかも、隠れた腎臓病の顕在化に伴う疾患の重篤化を回避するため、甲状腺の切除術の前に可逆的な治療（薬物療法、食事管理）を試みる。

低ヨウ素食を選択する場合は飼い主のコンプライアンスが重要で、低ヨウ素食以外のものを経口摂取させない。また、甲状腺機能低下症を回避するため、低ヨウ素食と抗甲状腺薬を併用してはならない。

●P.102

問題28 正解 ②

① アラキドン酸は、猫においての必須脂肪酸である。

③ EPA由来のエイコサノイドは、弱い炎症効果を有する。

④ COX-2選択性の高いNSAIDsほど安全性に優れているといわれている。

⑤ とりわけ、冷水海域産の魚油には豊富にEPAならびにDHAが含まれる。

●P.106

問題29 正解 ④

① 腫瘍随伴症候群に伴う悪液質は寛解時にも改善しないことから、早期の対処が求められる。

②・④・⑤ がん細胞は、単純糖質を好み、宿主と競ってグルコースを細胞内に取り込む。

がん細胞が解糖系を介して産生した乳酸を代謝するコリ回路は、宿主に燃料効率が悪くエネルギー消耗につながる。

したがって、がん細胞が好む単純糖質を制限した低炭水化物、高タンパク質、高脂質のフードが好ましい。

③ 抗酸化剤の多量添加の効果については、議論の余地がある。

●P.110

問題30 正解 ②

犬の認知機能低下の原因は、脳内の微小血栓に伴う血行障害による組織のダメージや、酸化ストレスによる脳神経細胞の膜の変化が主なものであるといわれている。

ヒトのアルツハイマー型の疾患は、犬では確認されていない。

●P.116

問題31 正解 ①

大型犬の子犬においては、適切な食事制限により、成長スピードを標準的な成長曲線を下回るレベルに抑制することが推奨される。

発育期のエネルギーの過剰は急速な発育と成熟時の過体重を招き、さらにカルシウム過剰が加わると高カルシトニン血症を起こすことで、正常な骨のリモデリングを阻害し、骨格系疾患の危険率を増加させる。

練習問題の解答・解説

●P.122

問題32 正解 ④

大型犬種の発育期においては、エネルギー過剰やカルシウム過剰を遺伝的に持つ整形外科疾患素因の発症を促すことが知られている。

成長期整形外科疾患の発症は、後に骨関節炎へと発展する危険性を持つ。

●P.130

問題33 正解 ②

発育期と妊娠授乳期は栄養の要求量が増大しており、このライフステージにおける栄養欠乏は、皮膚と被毛の異常を招きやすい。

① 銅と亜鉛の欠乏、もしくはカルシウムの過剰補充が主たる原因。

③ リノール酸など必須脂肪酸の強化が、バリア機能の正常化に貢献する。

④ 必須アミノ酸ならびに良質のタンパク質補充が優先される。

⑤ 記載される銅供給源は、生物学的利用能が低い。

●P.138

問題34 正解 ①

理想的には除去食は、単一の新奇タンパク質源とデンプンからなるものが推奨される。

市販の除去食（療法食）ではビタミン、ミネラルの配合がなされているため、栄養バランスは適切である。

自家製の食事では、しばしば栄養学的に不適切となる場合がある。そのため、自家製の食事は極力、除去食・誘発試験の目的で使用し、長期維持には、市販の療法食を与えることが推奨される。

第4章 ペットフード

●P.144

問題35 正解 ⑤

療法食は、病気の犬猫の栄養管理を目的としたペットフードであり、薬理作用を有する成分を配合した医薬品ではない。

問題36 正解 ①

ペットフードは利用目的により、総合栄養食、療法食、間食、その他の目的食に分類される。

その他の目的食には、特定の栄養成分等の調整・補給を目的としたカロリー補給食のほか、おかずタイプやサプリメントなどが含まれる。

●P.152

問題37 正解 ④

日本国内ではペットフード公正取引協議会の規約に基づいて、総合栄養食の表示が可能となる。

なお、成長期、妊娠／授乳期、成犬・成猫（維持）期ならびに全ライフステージ用の成長段階区分はあるが、高齢期用の栄養基準は設けられていない。

索引

【英数字】

1日あたりエネルギー要求量 ‥‥ 47
ACE阻害薬 ‥‥‥‥‥‥‥ 64, 70
ATP ‥‥‥‥‥‥‥‥‥‥ 11
BUN ‥‥‥‥‥‥‥‥‥‥ 94
L-アスコルビン酸 ‥‥‥‥‥ 114
L-カルニチン ‥‥‥‥‥ 64, 109
NRC推奨量 ‥‥‥‥‥‥‥ 115
NSAIDs ‥‥‥‥‥‥‥‥ 100
αヘリックス構造 ‥‥‥‥‥ 15
α-リノレン酸 ‥‥‥ 10, 41, 85, 96
β-カロテン ‥‥‥‥‥ 105, 108
βシート構造 ‥‥‥‥‥‥ 15
γ-リノレン酸 ‥‥‥‥‥‥ 98
ω-3多価不飽和脂肪酸
‥‥‥ 35, 64, 70, 90, 105, 109, 120

【あ行】

悪液質 ‥‥‥‥‥‥‥‥‥ 103
アグリカン ‥‥‥‥‥‥‥ 118
アシドーシス ‥‥‥‥‥‥ 75
アスコルビン酸 ‥‥‥‥‥ 19
アトピー性皮膚炎 ‥‥‥‥ 132
アナゲン ‥‥‥‥‥‥‥‥ 127
アマニ油 ‥‥‥‥‥‥‥‥ 102
アミラーゼ ‥‥‥‥‥‥‥ 39
アミロース ‥‥‥‥‥‥‥ 5
アミロペクチン ‥‥‥‥‥ 5
アラキドン酸（AA）
‥‥‥‥‥‥ 41, 96, 98, 120
アルギニン ‥‥‥‥‥‥‥ 105
安静時エネルギー要求量（RER）
‥‥‥‥‥‥‥‥‥ 47, 84
安静時代謝量 ‥‥‥‥‥‥ 26
安息香酸塩 ‥‥‥‥‥‥‥ 135
アンモニア ‥‥‥‥‥‥‥ 16
イオウ（S） ‥‥‥‥‥‥‥ 21

維持エネルギー要求量（MER）
‥‥‥‥‥‥‥‥‥ 47, 84
胃瘻チューブ ‥‥‥‥‥‥ 58
インスリン ‥‥‥‥‥‥‥ 87
インスリン依存性糖尿病 ‥‥ 87
インスリン抵抗性 ‥‥‥‥‥ 82
インスリン非依存性糖尿病 ‥‥ 87
インターロイキン-1（IL-1）‥‥ 118
ウエットフード
‥‥‥‥ 43, 70, 76, 79, 85, 148
うっ血性心不全（CHF） ‥‥ 62
エイコサノイド‥‥ 11, 96, 100, 118
エイコサペンタエン酸（EPA）
‥‥ 53, 90, 96, 109, 120
栄養評価ガイドライン ‥‥‥ 34
エネルギー ‥‥‥‥‥‥‥ 34
エネルギー摂取量 ‥‥‥‥ 36, 46
エネルギー要求量 ‥‥‥‥ 46, 84
エラスチン ‥‥‥‥‥‥‥ 5
エレメンタルダイエット ‥‥‥ 60
炎症性サイトカイン ‥‥‥‥ 31
炎症性メディエーター ‥‥‥ 119
塩素（Cl） ‥‥‥‥‥‥‥ 21
おやつ ‥‥‥‥‥‥‥‥‥ 89
オリゴメリック ‥‥‥‥‥ 60
オレイン酸 ‥‥‥‥‥‥‥ 10

【か行】

カイロミクロン ‥‥‥‥‥ 90
化学エネルギー ‥‥‥‥‥ 25
角化異常 ‥‥‥‥‥‥‥‥ 126
拡張型心筋症（DCM） ‥‥‥ 62
可消化エネルギー ‥‥‥‥ 26
家族性高カイロミクロン血症‥‥ 90
過体重 ‥‥‥‥‥‥‥‥‥ 82
カタゲン ‥‥‥‥‥‥‥‥ 127
褐色脂肪細胞 ‥‥‥‥‥‥ 11
活性型ビタミンD ‥‥‥‥‥ 20

活性酸素種 ‥‥‥‥‥‥ 107, 108
活動時代謝量 ‥‥‥‥‥‥ 26
カテコールアミン ‥‥‥‥‥ 78
可溶性食物繊維 ‥‥‥‥‥ 52
ガラクトース ‥‥‥‥‥‥ 4
カリウム（K） ‥‥‥‥ 21, 64, 70
カルシウム（Ca）‥‥ 21, 42, 114, 120
カルシフェロール ‥‥‥‥‥ 18
カルボン酸 ‥‥‥‥‥‥‥ 9
加齢 ‥‥‥‥‥‥‥‥‥‥ 87
カロテノイド ‥‥‥‥‥‥ 108
カロテン ‥‥‥‥‥‥‥ 11, 128
カロリー ‥‥‥‥‥‥‥‥ 44
カロリー・タンパク質比 ‥‥‥ 35
がん ‥‥‥‥‥‥‥‥‥ 31, 34
環境エンリッチメント ‥‥‥ 78
肝硬変 ‥‥‥‥‥‥‥‥ 53, 127
間食 ‥‥‥‥‥‥‥‥ 141, 149
がん性悪液質 ‥‥‥‥‥‥ 103
関節疾患 ‥‥‥‥‥‥‥‥ 143
含硫アミノ酸 ‥‥‥‥‥ 40, 126
機械エネルギー ‥‥‥‥‥ 25
気管支収縮 ‥‥‥‥‥‥‥ 11
基礎エネルギー要求量 ‥‥‥ 47
基礎代謝（BM） ‥‥‥‥ 46, 47
基礎代謝量 ‥‥‥‥‥‥‥ 26
キチン ‥‥‥‥‥‥‥‥‥ 5
キャットタワー ‥‥‥‥‥ 81
急性腎障害（AKI） ‥‥‥‥ 66, 71
急性腎不全（ARF） ‥‥‥‥ 67
急性尿毒症 ‥‥‥‥‥‥‥ 67
キューティクル ‥‥‥‥‥ 126
強制給餌 ‥‥‥‥‥‥‥‥ 56
筋肉量の低下 ‥‥‥‥‥‥ 34
空腸瘻チューブ ‥‥‥‥‥ 58
空胞性肝障害 ‥‥‥‥‥‥ 90
クエン酸 ‥‥‥‥‥‥‥‥ 76
クエン酸回路 ‥‥‥‥‥‥ 11

157

索引

クチクラ ･･････････････････ 126
クライバー（Kleiber）推定式 ･････ 47
グリコーゲン ･･････････････････ 5
グリコサミノグリカン ･･･････････ 5
グリシン ････････････････ 41, 105
グリセロール ･･･････････････ 4, 56
グリセロリン脂質 ･･････････････ 8
グルコース ･･･････････････ 4, 104
グルコキナーゼ ･･･････････ 39, 88
グルコサミン ･･･････････････ 121
グルタミン ･････････････････ 105
グルテン ･･･････････････････ 134
グルテン誘発性腸症 ･･･････ 132, 134
クレアチニン ･･････････････ 66, 94
クロライド（Cl）･･･････････････ 42
経口免疫寛容 ･･･････････････ 132
係数 ･････････････････････ 47
経腸栄養 ･･･････････････ 55, 104
経腸栄養食 ･･････････････････ 59
経鼻カテーテル ･･･････････････ 57
血小板凝集 ･･････････････････ 11
血中尿素窒素（BUN）･･･････････ 67
ケラチン ･･････････････ 125, 128
原発性高脂血症 ･･･････････････ 89
高栄養食 ･･･････････････････ 52
高カルシトニン血症 ･･････････ 114
口腔疾患 ･･････････････････ 143
高血圧 ･･･････････････････ 65, 92
高血糖 ････････････････････ 87
抗甲状腺薬 ･････････････････ 93
抗酸化ビタミン ･･･････････････ 20
抗酸化物質 ･････････････ 101, 105
高脂血症 ･･････････････ 39, 89, 143
鉱質コルチコイド ･･････････････ 11
甲状腺機能亢進症 ･･･････････ 92, 143
高食物繊維食 ･･･････････････ 52
高窒素血症 ･････････････････ 67
高リン血症 ･････････････････ 67
コエンザイムQ$_{10}$ ･･･････････ 64
コーングルテン粉 ･･････････････ 44
股関節形成不全 ･････････････ 111

国際獣医腎臓病研究グループ
　（IRIS）･････････････････ 66
骨関節炎（OA）･････････ 117, 118
骨軟骨症（OCD）･･･････････ 112
コバラミン ･･････････････････ 19
コラーゲン ･･･････････････････ 5
コリ回路 ･･････････････････ 104
コレステロール ･････････････ 8, 89
コンドロイチン硫酸 ･･･････ 5, 121

【さ行】

サイトカイン ･･････････ 102, 103
細胞外液 ･･･････････････････ 23
細胞間質液 ･････････････････ 23
細胞内液 ･･･････････････････ 23
削痩 ･････････････････････ 34
サプリメント ･････････････････ 35
酸塩基緩衝能 ･･･････････････ 43
ジェリアトリック ･･････････････ 34
自家製除去食 ･･･････････････ 136
糸球体濾過量（GFR）･･･････････ 68
シクロオキシゲナーゼ（COX）
　･･････････････････････ 120
歯垢 ･････････････････････ 50
脂質過酸化 ･････････････････ 35
歯周病 ････････････････････ 34
システイン ･････････････････ 105
歯石 ･････････････････････ 50
自然哺乳 ･･･････････････････ 37
シニア ････････････････････ 34
市販の流動食 ･･･････････････ 60
脂肪肝 ････････････････････ 85
脂肪組織 ･･･････････････････ 31
脂肪組織量 ･････････････････ 83
自由採食法 ････････････････ 115
シュウ酸塩結石 ･････････････ 143
シュウ酸カルシウム結石 ･････ 72, 74
シュウ酸カルシウム尿石症 ･････ 44
受動免疫 ･･･････････････････ 37
主要元素 ･･･････････････････ 21
消炎鎮痛効果 ･･････････････ 100
消化態栄養剤 ･･･････････････ 60

脂溶性ビタミン ･･･････････････ 18
少糖類 ･････････････････････ 3
食中毒 ･･･････････････････ 135
食道造瘻チューブ ･･････････････ 57
食品添加物 ････････････････ 131
食物アナフィラキシー ･･････････ 132
食物アレルギー ･･････････ 131, 132
食物アレルゲン ･･････････････ 133
食物過敏症 ･････････････ 131, 134
食物抗原過敏症 ･････････････ 132
食物繊維 ･････････････････ 7, 39
食物有害反応 ･･････････ 135, 137
除脂肪体組織 ･･･････････････ 31
徐脂肪体組織量 ･････････････ 83
脂漏症 ･･･････････････････ 127
神経過敏 ･･･････････････････ 92
人工濃厚流動食 ･････････････ 60
人工哺乳 ･･･････････････････ 37
新生子期 ･･･････････････････ 36
心臓性悪液質 ･･･････････････ 63
腎不全 ････････････････････ 34
膵炎 ･････････････････････ 90
水素イオン ･･････････････････ 75
睡眠時代謝量 ･･･････････････ 26
水溶性炭水化物 ･････････････ 88
水溶性ビタミン ･･･････････････ 18
スクロース ･･･････････････････ 4
ステアリン酸 ･････････････････ 10
ステロイドホルモン ･････････････ 8
ストルバイト結石 ･･････ 43, 72, 143
ストルバイト尿石症 ･･･････････ 42, 45
ストレス ････････････････････ 87
ストレス性飢餓 ･･･････････ 55, 56
スフィンゴリン脂質 ･････････････ 8
成犬期 ････････････････････ 31
成長期 ････････････････････ 30
成長期整形外科疾患 ･･････････ 31
制吐剤 ･･･････････････････ 104
成猫期 ････････････････････ 31
成分栄養剤 ･････････････････ 60
セラミド ･･････････････ 125, 128
セルロース ･･･････････････････ 5

158

セレニウム ……………………… 105
総合栄養食 ……………… 141, 149
続発性高脂血症 ………………… 89
粗繊維（DM） …………………… 39

【た行】

体脂肪貯蔵 ……………………… 36
体脂肪率 ………………………… 83
代謝疾患 ………………………… 31
代謝性アシドーシス …………… 67
代謝体重 ………………………… 46
対称性ジメチルアルギニン
　（SDMA）……………………… 66
タウリン ……………………… 41, 64
多価不飽和脂肪酸（PUFA）
　…………………………… 96, 128
脱毛症 …………………………… 92
多糖類 …………………………… 3
短鎖脂肪酸 ……………………… 39
胆汁酸 …………………………… 41
単純飢餓 …………………… 55, 56
単純タンパク質 ………………… 15
胆泥症 …………………………… 53
単糖類 …………………………… 3
タンパク質 ……………………… 34
タンパク質-エネルギー栄養不良
　…………………………………… 68
タンパク質制限 …………… 67, 68
タンパク質分解酵素 …………… 16
チアミン ………………………… 19
窒素平衡 ………………………… 68
中性脂肪 ………………………… 8
調整流動食 ……………………… 59
超低比重リポタンパク（VLDL）
　…………………………………… 90
チロキシン（T$_4$）………… 92, 93
チロシン ………………………… 128
低アレルギー食 ………………… 52
定時間給餌法 ……………… 31, 115
定時定量給餌法 ………………… 31
低脂肪食 ………………………… 52
低ヨウ素食 ………………… 92, 93, 94

定量給餌法 ……………………… 115
鉄（Fe）………………………… 22
テロゲン ………………………… 127
電気エネルギー ………………… 25
電子伝達系 ……………………… 11
天然濃厚流動食 ………………… 59
デンプン ………………………… 3, 5
糖質コルチコイド ………… 11, 101
糖尿病 ……………………… 39, 87
動脈硬化 ………………………… 90
動脈収縮 ………………………… 11
特発性高脂血症 ………………… 90
ドコサヘキサエン酸（DHA）
　………………… 41, 53, 90, 109
トコフェロール ………………… 18
ドライフード ……………… 50, 76, 85
トランス脂肪酸 ………………… 10
トリアシルグリセロール ……… 8
トリオース ……………………… 3, 4
トリグリセリド …………… 89, 103
トリヨードサイロニン（T$_3$）… 93
トロンボキサン（TXA$_2$）……… 99

【な行】

ナイアシン ………………… 42, 129
ナトリウム（Na）… 21, 42, 63, 69, 74
ニコチンアミド ………………… 19
二酸化炭素排出量 ……………… 46
乳酸 ………………………… 56, 104
尿酸塩尿石症 …………………… 35
尿石症 …………………………… 72
尿素回路 ………………………… 17
尿中タンパク質／クレアチニン比
　（UPC）………………………… 68
尿毒症 …………………………… 67
尿比重 …………………………… 94
尿路結石 ………………………… 78
妊娠期 …………………………… 35
妊娠同化作用 ……………… 35, 36
猫特発性膀胱炎 ………………… 78
熱エネルギー …………………… 25
熱生産 …………………………… 46

ノミアレルギー性皮膚炎 ……… 132

【は行】

白色脂肪細胞 …………………… 11
半消化態栄養剤 ………………… 60
パントテン酸 …………………… 19
ヒアルロン酸 …………………… 5
ビオチン …………………… 19, 129
ヒスタミン ……………………… 135
ヒスタミン様物質 ……………… 134
非ステロイド性抗炎症薬（NSAIDs）
　…………………………… 99, 118
肥大型心筋症（HCM）………… 62
ビタミンA … 19, 42, 105, 129
ビタミンB$_1$ …………………… 42
ビタミンB-複合体 …………… 129
ビタミンC ……………………… 108
ビタミンD ………………… 42, 115
ビタミンE … 42, 79, 108, 129
必須（不可欠）アミノ酸 …… 15, 126
必須脂肪酸（EFA）…… 41, 96, 126
非必須アミノ酸 …………… 39, 40
皮膚疾患 ………………………… 143
肥満 ……………… 31, 82, 87, 143
肥満細胞 ………………………… 134
ピリドキシン …………… 19, 128, 129
微量元素 ………………………… 22
ピルビン酸 ……………………… 56
フィチン酸塩 …………………… 129
フィロキノン …………………… 18
複合タンパク質 ………………… 15
不妊手術 ………………………… 37
不飽和脂肪酸 …………………… 9
フラボノイド …………………… 108
フリーラジカル …………… 107, 109
フルオキセチン ………………… 80
フルクトース …………………… 4
プロスタグランジン（PGE$_2$）
　…………………………… 99, 118
プロテオグリカン ………… 118, 119
プロビタミンD ………………… 11
平均寿命 ………………………… 34

米国学術研究会議（NRC）……… 152
米国食品医薬品局（FDA）……… 142
米国飼料検査官協会（AAFCO）
　………… 34, 40, 141, 146, 152
ヘキソース ……………………… 3
ヘキソキナーゼ ………………… 88
ペットフード安全法… 145, 146, 149
ペットフード公正取引協議会
　………………… 141, 142, 146
ペプチド結合 …………………… 13
ヘモグロビン …………………… 22
ペントース ……………………… 4
便秘 ……………………………… 52
飽和脂肪酸 ……………………… 9
補酵素 …………………………… 20
ホスファチジルコリン ………… 8
ボディコンディションスコア
　（BCS）……………… 30, 31, 83
ポリメリック …………………… 60

【ま行】

マグネシウム（Mg）…… 21, 64, 74
マクロファージ ………………… 98
マチュア ………………………… 34

マッスルコンディションスコア
　（MCS）……………………… 30, 85
マルトース ……………………… 4
慢性肝炎 ………………………… 53
慢性腎臓病（CKD）
　…………… 34, 66, 67, 101
マンノース ……………………… 4
ミトコンドリア ………… 11, 107
ミドリイガイ ………………… 121
ミネラル ………………………… 21
メチオニン ……………………… 44
メラニン ……………………… 128
免疫力低下 …………………… 103
メンタルサポート ……………… 82
モノメリック …………………… 60

【や行】

遊離脂肪酸 ……………… 8, 103
輸液 …………………………… 51
ヨウ素（I）…………………… 93

【ら行】

ラクトース ……………………… 4
ラクトース不耐症 …………… 135

理想体重 ………………………… 83
離断性骨軟骨炎 ……………… 112
離乳期 …………………………… 37
リノール酸 …………… 10, 41, 85,
　　　　　　96, 98, 102, 125, 128
リビアヤマネコ ………………… 39
リフィーディング ……………… 60
リフィーディング症候群 ……… 60
リボース ………………………… 4
リポキシゲナーゼ（LOX）…… 120
リポタンパク ………………… 103
リボフラビン …………… 19, 129
療法食 ………………… 141, 149
リン（P）……… 21, 42, 68, 114
リン吸着剤 ……………………… 69
リン脂質 ………………………… 8
リンパ球 ………………………… 98
ルテイン ……………………… 105
レチナール …………………… 128
レチノール ……………………… 18
レニン・アンジオテンシン・
　アルドステロン系 ………… 63
ロイコトリエン（LTB₄）……… 99

臨床のための小動物栄養学

2017年4月5日　第1版第1刷発行

監　　修　　新 井 敏 郎
発 行 者　　金 山 宗 一
発 行 所　　株式会社ファームプレス
　　　　　　〒169-0075
　　　　　　東京都新宿区高田馬場2-4-11　KSE ビル2F
　　　　　　TEL 03-5292-2723　FAX 03-5292-2726
　　　　　　E-mail: info@pharm-p.com
　　　　　　URL: http://www.pharm-p.com
印 刷 所　　泉菊印刷株式会社

Printed in Japan
ISBN978-4-86382-080-7
無断複写・転載を禁じます。乱丁・落丁本は、送料弊社負担にてお取り替えいたします。